Kopf- und Gesichtsschmerzen

Diagnose und Behandlung in der Praxis

Hans Christoph Diener

2. überarbeitete Auflage

7 Abbildungen
55 Tabellen

Georg Thieme Verlag
Stuttgart · New York

Prof. Dr. Hans Christoph Diener
Klinik und Poliklinik für Neurologie
der Universität Essen
Hufelandstraße 55
D-45122 Essen

*Die Deutsche Bibliothek –
CIP-Einheitsaufnahme*

Diener, Hans Christoph:
Kopf- und Gesichtsschmerzen:
Diagnose und Behandlung in der Praxis;
55 Tabellen / Hans Christoph Diener. –
2. Aufl. – Stuttgart; New York:
Thieme, 2002

Rüdigerstraße 14
D-70469 Stuttgart
Homepage: http://www.thieme.de

Printed in Germany

Umschlaggestaltung: Thieme Verlagsgruppe
Satz: Ziegler + Müller, Kirchentellinsfurt
Druck: Grammlich, Pliezhausen
Buchbinderei: Held, Rottenburg

ISBN 3-13-104742-9

1 2 3 4 5 6

Wichtiger Hinweis: Wie jede Wissenschaft ist die Medizin ständigen Entwicklungen unterworfen. Forschung und klinische Erfahrung erweitern unsere Erkenntnisse, insbesondere was Behandlung und medikamentöse Therapie anbelangt. Soweit in diesem Werk eine Dosierung oder eine Applikation erwähnt wird, darf der Leser zwar darauf vertrauen, dass Autoren, Herausgeber und Verlag große Sorgfalt darauf verwandt haben, dass diese Angabe dem **Wissensstand bei Fertigstellung des Werkes** entspricht.

Für Angaben über Dosierungsanweisungen und Applikationsformen kann vom Verlag jedoch keine Gewähr übernommen werden. **Jeder Benutzer ist angehalten,** durch sorgfältige Prüfung der Beipackzettel der verwendeten Präparate und gegebenenfalls nach Konsultation eines Spezialisten festzustellen, ob die dort gegebene Empfehlung für Dosierungen oder die Beachtung von Kontraindikationen gegenüber der Angabe in diesem Buch abweicht. Eine solche Prüfung ist besonders wichtig bei selten verwendeten Präparaten oder solchen, die neu auf den Markt gebracht worden sind. **Jede Dosierung oder Applikation erfolgt auf eigene Gefahr des Benutzers.** Autoren und Verlag appellieren an jeden Benutzer, ihm etwa auffallende Ungenauigkeiten dem Verlag mitzuteilen.

Vorwort zur 1. Auflage

Für Ärzte gibt es einerseits eine Vielzahl wissenschaftlicher Publikationen und Bücher zur Diagnose und Therapie von Kopfschmerzen. Auf der anderen Seite gibt es gute Patienten-Ratgeber. Das vorliegende Buch ist keines von beiden. Es ist eine sehr subjektiv aus meiner eigenen Erfahrung geschriebene Übersicht, wie ich Kopfschmerzen diagnostiziere und behandle. Der Großteil der Therapieempfehlungen beruht auf prospektiven wissenschaftlichen Studien, der Rest auf eigener Erfahrung. Um das Buch für die Zielgruppe, für die es gedacht ist, nämlich Ärzte in der Praxis und Ärzte im Krankenhaus im Bereitschaftsdienst, so gut wie möglich lesbar zu machen, habe ich mit Absicht auf wissenschaftliche Zitate verzichtet. Für den Interessierten gibt es weiterführende Literatur am Ende des Buches. Soweit möglich habe ich versucht, die Therapieempfehlungen in Flussdiagramme zu integrieren. Information im Text findet sich zur raschen Orientierung nochmals in Tabellenform. Zusätzlich wurden Praxistipps eingebaut, die die praktische Umsetzung von Therapieprinzipien aufzeigen. Immer dann, wenn eine Substanz genannt wird, habe ich ein oder mehrere repräsentative Markenpräparate angefügt. Diese Nennungen sind nicht vollständig und rein subjektiv und betreffen überwiegend die Markenpräparate, mit denen ich selbst die meiste Erfahrung habe. Eine Reihe von guten Tipps zur Behandlung schwieriger Kopfschmerzpatienten verdanke ich Dr. Pfaffenrath, Neurologe in München, Prof. Lance in Sidney, Australien, und Prof. Peatfield in London. Anregungen zur nicht medikamentösen Therapie habe ich von Prof. Gerber in Kiel, Prof. Haag in Elzach und Dipl.-Psych. Eisentraut in meiner eigenen Klinik übernommen.

Essen, im August 1997 H. C. Diener

Vorwort zur 2. Auflage

Seit der 1. Auflage des Buches hat sich Vieles in der Akutherapie und Prophylaxe von Kopf- und Gesichtsschmerzen verändert. In dieser Auflage werden die neuen Triptane und die neuen Applikationsformen der „alten" Triptane abgehandelt. Auch in der Migräneprophylaxe hat sich viel geändert. Im Gegensatz zur 1. Auflage erfolgt die Kodierung der wissenschaftlichen Evidenz der therapeutischen Aussagen mit den Symbolen der Arzneimittelkommission der Deutschen Ärzteschaft. Ich hoffe die Lektüre macht Ihnen Spaß und der Wissenszuwachs kommt Ihren Patienten zugute.

Essen, im März 2002 H. C. Diener

Inhaltsverzeichnis

1 Warum Beschäftigung mit Kopfschmerzen?

Kopfschmerzen stellen zusammen mit fieberhaften Infekten, Rückenschmerzen und Schwindel die am häufigsten geklagten Beschwerden in der Praxis von Allgemeinmedizinern und Internisten dar. Dessen ungeachtet sind Kopfschmerzpatientinnen und -patienten in der Praxis häufig nicht sehr beliebt. Sie gelten als schwierig und undankbar. Die diagnostische Zuordnung von Kopfschmerzen ist auf den ersten Blick sehr verwirrend, vor allem wenn man bedenkt, dass die Internationale Kopfschmerzgesellschaft (IHS) 176 verschiedene Arten von Kopfschmerzen definiert hat. Die Angst vor der Diagnose verliert sich allerdings schnell, wenn man bedenkt, dass man über 90% aller Kopfschmerzen den häufigsten Unterarten, nämlich Migräne und Spannungskopfschmerz, zuordnen kann. Die Zuordnung von Kopfschmerzen erscheint deswegen schwierig, weil es im Gegensatz zu vielen anderen Erkrankungen keine Laborparameter oder apparativen Untersuchungsmethoden gibt, welche die Diagnose belegen oder widerlegen kann. Frustrierend ist häufig die Grundeinstellung der Patienten, die von einer bestimmten vorgefassten Meinung über die Entstehung der Kopfschmerzen ausgehen und daher sehr häufig die vom Arzt vorgeschlagene Therapie ablehnen. Frustrierend ist die Erfahrung, dass viele Patienten mit idiopathischen Kopfschmerzen wie Migräne, Spannungskopfschmerz oder Cluster-Kopfschmerz vom Arzt erwarten, dass er sie von ihren Kopfschmerzen heilt. Da dies selbst bei optimalem Therapieansatz nicht möglich ist, unterstellen sie dem behandelnden Arzt Unkenntnis und wechseln entweder Arzt oder Disziplin oder wenden sich vollständig naturheilkundlichen oder außermedizinischen Therapierichtungen zu (Tab. 1.**1**). Erschwerend kommt hinzu, dass bei der Behandlung vieler intermittierend auftretender Kopfschmerzen ein ausgeprägter Plazebo-Effekt besteht. Dies erklärt, warum viele Methoden trotz wissenschaftlich erwiesener Unwirksamkeit weiter angewandt und propagiert werden.

Die Tatsache, dass keine apparative Methode die Zuordnung von Kopfschmerzen erlaubt, bedeutet, dass man sich in der Diagnose auf Anamnese und klinischen Befund verlassen muss. Dies ist bei lang dauernden Kopfschmerzen zeitaufwändig und schwierig und wird auch von der Gebührenordnung nicht honoriert.

Tab. 1.1 Bedeutung von Kopfschmerzen aus der Sicht des Arztes

- Unsicherheit bei der Diagnose
- Angst vor Fehldiagnosen
- Frustration bei der Therapie
- X-ter Arzt, diverse Vorbefunde
- unzufriedene Patienten
- zeitraubende Ursachensuche
- schlechte Vergütung

Lassen Sie uns die Kopfschmerz-Patienten nun von ihrer positiven Seite her sehen. Die diagnostische Zuordnung kann durchaus intellektuell anspruchsvoll und stimulierend sein. Aus der Schilderung von Zeitverlauf und Charakteristik der Kopfschmerzen lässt sich in aller Regel die diagnostische Zuordnung herleiten. Patienten, denen der wissende Arzt kompetent Pathophysiologie und Charakteristik der Kopfschmerzen erklärt und dem er eine strukturierte Akuttherapie und ggf. Prophylaxe anbietet, sind in aller Regel „treue" Patienten, die von einer intensiven Arzt-Patienten-Beziehung sehr profitieren. 90% aller Patientinnen und Patienten mit Kopfschmerzen können in der Praxis des Allgemeinarztes und des niedergelassenen Internisten kompetent betreut werden, nur etwa 10% benötigen fachärztliche Betreuung durch einen Neurologen, einen Nervenarzt oder einen Schmerztherapeuten.

Kopfschmerzforschung und Therapie von Kopfschmerzen haben in den letzten Jahren immense Fortschritte gemacht. Patienten haben einen Anspruch darauf, an diesen Fortschritten teilzuhaben.

2 Klassifikation von Kopf- und Gesichtsschmerzen

Kopfschmerzen werden gemäß ihrer Pathophysiologie in primäre und sekundäre/symptomatische Kopfschmerzen eingeteilt. In die Gruppe der primären Kopfschmerzen fallen alle die idiopathischen Kopfschmerzsyndrome, die zwar eine organische Ursache haben, bei denen sich aber in der Regel keine Strukturläsion nachweisen lässt.

Die primären Kopfschmerzen sind in Tab. 2.**1** dargestellt.

Tab. 2.**1** Primäre Kopfschmerzen

- Migräne
- Kopfschmerzen vom Spannungstyp
- Cluster-Kopfschmerz
- chronische paroxysmale Hemikranie
- zervikogener Kopfschmerz (Halswirbelsäule)
- Kopfschmerzen ohne Läsionen (körperliche Anstrengung/sexuelle Aktivität)

Symptomatische bzw. sekundäre Kopfschmerzen mit strukturellen Läsionen müssen beim erstmaligen Auftreten heftiger Kopfschmerzen ausgeschlossen werden. Akute Kopfschmerzen, die aus heiterem Himmel heraus in starker Intensität auftreten, können beispielsweise bedingt sein durch:

- Blutung (subarachnoidal, zerebral, subdural),
- Ischämie (im Gebiet der Arteria cerebri posterior),
- Sinusvenenthrombose,
- Hypertensive Krise,
- Karotisdissektion.

Attackenförmig auftretende symptomatische Kopfschmerzen gibt es beim Phäochromozytom, oder sie können durch Glaukomanfälle hervorgerufen werden.

Anhaltende symptomatische Kopfschmerzen können bedingt sein durch eine Arteriitis temporalis (Alter über 50 Jahre), einen medikamenteninduzierten Dauerkopfschmerz, ein chronisches subdurales Hämatom oder eine zerebrale Raumforderung bzw. Liquorzirkulationsstörung (Tab. 2.**2**).

Tab. 2.**2** Kopfschmerztypisierung

	erstmalig	attackenförmig	andauernd
primär		Migräne	Spannungskopfschmerz
		Cluster-Kopfschmerz	zervikogener Kopfschmerz
		chronische paroxysmale Hemikranie	
symptomatisch	Blutung (subarachnoidal, zerebral)	Glaukomanfall	Arteriitis temporalis
	Sinusvenenthrombose	Phäochromozytom	chronische Substanzeneinnahme
	Hyperthyreose		chronisches subdurales Hämatom
	hypertensive Krise		
	Karotisdissektion		

Die Internationale Kopfschmerz-Gesellschaft hat operationale Kriterien zur Definition von Kopfschmerzsyndromen publiziert. Diese operationalen Kriterien werden in modifizierter Form im Jahr 2002 neu publiziert. Diese sind sehr wertvoll im Rahmen wissenschaftlicher und klinischer Studien, um zu gewährleisten, dass homogene Gruppen von Kopfschmerzpatienten untersucht werden. Die operationalen Kriterien sind weniger hilfreich im klinischen Alltag, da sie die große Bandbreite der klinischen Phänomenologie bestimmter Kopfschmerzsyndrome nicht umfassen können. Die im folgenden Kapitel angegebenen diagnostischen Kriterien entsprechen daher nicht in strikter Form denen der Internationalen Kopfschmerz-Gesellschaft, sondern orientieren sich mehr am klinischen Alltag und damit den Erfahrungen des Autors.

3 Anamnese

Eine strukturierte Anamnese erlaubt es, bei über 90% aller Patientinnen und Patienten mit Kopfschmerzen eine diagnostische Zuordnung zu erreichen. Wenn der Patient von sich aus nicht die Symptomatik in einer gewissen Weise schildert, empfiehlt sich eine strukturierte Anamneseerhebung orientiert an den folgenden Kriterien.

3.1 Häufigkeit

Bei pulsierend pochenden Kopfschmerzen, die zwischen ein- und zweimal im Jahr und ein- bis zweimal pro Monat auftreten und mit vegetativen Begleiterscheinungen einhergehen, handelt es sich meist um eine Migräne. Beim Cluster-Kopfschmerz treten die Attacken in zeitlich begrenzten Perioden auf (Cluster = Haufen), wobei die Attacken selbst dann ein- bis mehrmals täglich oder nächtlich auftreten. Bei der chronischen paroxysmalen Hemikranie treten die heftigen halbseitigen Kopf- und Gesichtsschmerzen bis zu 20-mal am Tag auf.

Ein täglich bestehender, dumpf-drückender Kopfschmerz von leichter bis mittlerer Ausprägung entspricht am ehesten einem Spannungskopfschmerz. Bei chronischer Einnahme von Mischanalgetika besteht ebenfalls täglich ein dumpf-drückender Kopfschmerz. Werden Mutterkornalkaloide oder spezifische Migränemittel wie Triptane täglich eingenommen, kommt es aufgepfropft auf den täglichen Kopfschmerz in den frühen Morgenstunden zu einem Entzugskopfschmerz, der einer Migräneattacke ähnelt. Nimmt ein täglicher Kopfschmerz an Intensität zu und spricht nicht mehr ausreichend auf Therapie an, muss eine symptomatische Ursache ausgeschlossen werden.

3.2 Lokalisation

Bei der Migräne ist der Kopfschmerz bei zwei Drittel aller Attacken und Patienten halbseitig. Er kann sehr wohl von Attacke zu Attacke wie innerhalb der Attacke die Seite wechseln. Der Schmerz beginnt sehr häufig im Genick und strahlt erst später in den Kopf und in die Schläfenregion ein. Beim Cluster-Kopfschmerz liegt das Punctum maximum im Bereich der Augenhöhle und an der Nasenwurzel. Der zervikogene

Kopfschmerz ist immer einseitig, beginnt im Genick und strahlt über die Parietalregion bis ins Gesicht (Tab. 3.**1**).

Tab. 3.**1** Einseitig betonter Kopf- und Gesichtsschmerz

- Migräne
- Cluster-Kopfschmerz
- chronische paroxysmale Hemikranie
- zervikogener Kopfschmerz (Halswirbelsäule)
- Arteriitis temporalis
- Karotisdissektion, Vertebralisdissektion
- Glaukomanfall
- Trigeminusneuralgie

Bei der Karotisdissektion kommt es zu Schmerzen am Hals, in der Temporalregion und gelegentlich in der Augenregion. Bei der Trigeminusneuralgie schießt der Schmerz üblicherweise in einen oder zwei der Trigeminusäste ein. Bei atypischem Gesichtsschmerz ist dagegen der dumpf-drückende Schmerz im Gesicht unscharf zu lokalisieren mit einem Punctum maximum im Bereich der Wangenregion.

Beim Spannungskopfschmerz ist der Kopfschmerz über den gesamten Bereich des Kopfes, der Stirn, der Schläfenregion und häufig auch der Okzipitalregion verteilt. Bei der akuten Subarachnoidalblutung wird der Hauptschmerz in den Okzipitalbereich lokalisiert, gleichzeitig besteht Meningismus.

3.3 Dauer

Sekundenbruchteile bis Sekunden anhaltende, blitzartig einschießende, meist durch Berührung, Sprechen oder Kauen provozierte Schmerzen ausstrahlend in einen oder mehrere Trigeminusäste, sind typisch für die Trigeminusneuralgie. Bei der paroxysmalen Hemikranie dauern die Schmerzattacken zwischen 5 und 30 Minuten. Bei Cluster-Kopfschmerz beträgt die Dauer zwischen 20 Minuten und 2 Stunden. Typische Migräneattacken dauern zwischen 4 und 72 Stunden. Dauerkopfschmerzen bestehen beim chronischen Spannungskopfschmerz, beim posttraumatischen Kopfschmerz, beim medikamenteninduzierten Dauerkopfschmerz, bei der Arteriitis temporalis, beim chronischen subduralen Hämatom, bei zerebralen Raumforderungen und beim atypischen Gesichtsschmerz.

3.4 Intensität

Kopfschmerzintensität ist stark subjektiv geprägt. Die Intensität kann durch numerische Skalen definiert werden. Für die Migräne hat sich eine Skala von 0–3 bewährt, bei der 0 = kein Kopfschmerz und 3 = sehr starke Kopfschmerzen bedeuten. Für andere Kopfschmerzen ist eine Skala von 0–10 (0 = kein Kopfschmerz und 10 = unerträgliche Kopfschmerzen) praktikabel. Die höchste Kopfschmerzintensität wird beim Cluster-Kopfschmerz, bei der Trigeminusneuralgie, bei der Subarachnoidalblutung und bei Kopfschmerzen im Rahmen von Meningoenzephalitiden erreicht. Starke Kopfschmerzen bestehen bei der Migräne, bei der chronischen paroxysmalen Hemikranie, bei zerebralen Blutungen und Ischämien sowie bei der hypertensiven Krise. Mittelstarke Kopfschmerzen finden sich bei der Arteriitis temporalis, bei medikamenteninduzierten Dauerkopfschmerzen und beim zervikogenen Kopfschmerz. Leichte bis mittelstarke Kopfschmerzen oder Gesichtsschmerzen bestehen beim chronischen Spannungskopfschmerz und beim atypischen Gesichtsschmerz. Von sehr wechselnder Intensität sind die Kopfschmerzen bei der Karotisdissektion und bei der Sinusvenenthrombose.

3.5 Verlauf der Kopfschmerzen

Schlagartig und in voller Intensität vorhanden sind die Kopfschmerzen bei der Subarachnoidalblutung und bei der intrazerebralen Blutung. Ebenfalls innerhalb von Sekundenbruchteilen erreicht die Trigeminusneuralgie ihre höchste Schmerzintensität. Innerhalb weniger Minuten entwickelt sich der Kopfschmerz bzw. Gesichtsschmerz beim Cluster-Kopfschmerz und bei der chronischen paroxysmalen Hemikranie. Der Migränekopfschmerz entwickelt sich meist über 15 Minuten bis zu 2 Stunden. Er kann allerdings, wenn die Migräneattacke im Schlaf auftritt, auch beim Aufwachen bereits in voller Intensität vorhanden sein. Der Spannungskopfschmerz entwickelt sich meist im Laufe des Tages und erreicht am späten Nachmittag seinen Höhepunkt. Typisch für die Karotisdissektion und die Sinusvenenthrombose ist die Änderung der Kopfschmerzintensität mit der Zeit. Eine stetig progrediente Kopfschmerzintensität bei zuvor nicht gekannten Kopfschmerzen spricht für eine symptomatische Ursache wie eine Liquorzirkulationsstörung oder erhöhten Hirndruck.

3.6 Begleiterscheinungen

Typische Begleiterscheinungen der Migräne (Tab. 3.**2**) sind Übelkeit (80%), Erbrechen (40–50%), Lichtempfindlichkeit (90%), Lärmempfindlichkeit (75%) und Geruchsüberempfindlichkeit (40%). Beim Cluster-Kopfschmerz kommt es ipsilateral zum Schmerz zur Ptose, Lakrimation, Rhinorrhö und selten zu Gesichtsrötung. Beim Spannungskopfschmerz besteht gelegentlich leichte Übelkeit, Appetitlosigkeit und geringe Lichtempfindlichkeit. Bei der Subarachnoidalblutung und bei der Meningoenzephalitis besteht ein ausgeprägter Meningismus. Eine Verspannung der Nackenmuskulatur ist bei allen Kopfschmerzarten zu finden und unspezifisch.

Tab. 3.**2** Anamnese von Kopfschmerzsymptomen: Begleitsymptome und Auraphänomene

- **Begleitsymptome**
  Übelkeit? Erbrechen? Lichtempfindlichkeit? Geräuschempfindlichkeit? Schwindel? Ohrensausen? Sensible oder motorische Ausfälle? Bewußtseinsverlust? Epileptische Anfälle? Wesensveränderung?
- **Auraphänomene**
  Flimmerskotome? Sensible oder motorische Ausfälle? Wortfindungsstörungen?

Bei der Arteriitis temporalis nehmen nicht selten die Schmerzen in der Temporalregion beim Kauen zu (Claudicatio facialis), die Arterien der Kopfhaut können verdickt tastbar und druckschmerzhaft sein, und in 50% besteht eine Polymyalgia rheumatica. Bei zerebralen Ischämien und Blutungen treten die typischen Herdsymptome in Form einer Hemiparese, Hemihypästhesie, Aphasie, Hemianopsie oder epileptischer Anfälle auf. Auf die klinische Phänomenologie der Aura im Rahmen einer Migräne wird ausführlich im Kapitel 5.1, S. 21, eingegangen.

3.7 Auslösefaktoren

Auslösefaktoren bzw. Triggerfaktoren können Kopfschmerzen auslösen, sind aber nicht die Ursache von Kopfschmerzen. Dies wird von Patienten und deren Angehörigen häufig verwechselt. Mögliche Triggerfaktoren für Migräneattacken sind Alkoholgenuss, Änderung des Schlaf-wach-Rhythmus, Hunger, Ovulation, Periodenblutung, ängstliche Erwartung, Zustand nach Stress oder Aufregung, abrupter Klimawechsel oder Entzug von Koffein. Cluster-Attacken können durch Alkohol und Medikamente, die vasodilatierend wirken (Nitrate, Kalziumantagonisten), provoziert werden. Typisch für die Trigeminusneuralgie ist eine Auslösung der Schmerzattacken durch Kauen, Sprechen, Trinken und Berührung (z.B. Zähneputzen). Subarachnoidalblutungen können im Rahmen schwerer körperlicher Aktivität (Heben eines schweren Gegenstandes, Holzhacken, sexuelle Aktivität) auftreten. In seltenen Fällen können auch sportliche Aktivitäten allein und sexuelle Aktivität Kopfschmerzen auslösen, die durchaus eine migräneähnliche Charakteristik haben können. Typische Auslöser des zervikogenen Kopfschmerzes sind bestimmte Kopfbewegungen oder Kopfhaltungen. Keine Triggerfaktoren sind für die chronische paroxysmale Hemikranie und den chronischen Spannungskopfschmerz bekannt.

3.8 Alter beim Auftreten

Kopfschmerzen im Alter unter 5 Jahren sind eine große Rarität. In diesen Fällen muss eine symptomatische Ursache wie eine virale Infektion (Fieber), eine Meningitis, Meningoenzephalitis, eine Liquorzirkulationsstörung oder eine zerebrale Raumforderung ausgeschlossen werden. Die Migräne kann durchaus im Kindesalter beginnen, dabei sind die Attacken aber kürzer und von ausgeprägteren vegetativen Begleiterscheinungen wie Übelkeit, Erbrechen und Schwindel begleitet. Typischerweise fängt die Migräne bei Frauen zwischen dem 12. und 16. Lebensjahr an, bei Männern zwischen 16 und 20 Jahren. Der Beginn des Cluster-Kopfschmerzes liegt meist zwischen dem 20. und 30. Lebensjahr. Der chronische Spannungskopfschmerz entwickelt sich ebenfalls meist zwischen dem 20. und 30. Lebensjahr ebenso wie der atypische Gesichtsschmerz. Typische Kopfschmerzen im höheren Lebensalter sind der medikamenteninduzierte Kopfschmerz als Nebenwirkung einer Pharmakotherapie, die Arteriitis temporalis und das chronische subdurale Hämatom. Die Trigeminusneuralgie tritt ebenfalls typischerweise jenseits des 60. Lebensjahres auf.

3.9 Familienanamnese

Die Familienanamnese ist bei der Migräne häufig positiv . Das liegt daran, dass die Migräne eine genetisch determinierte Erkrankung ist. Gemäß der Geschlechtsverteilung findet sich in der Familienanamnese häufiger eine Betroffenheit von Mutter und Großmutter bzw. Schwestern als männlicher Verwandter. Die Familienanamnese ist beim Spannungskopfschmerz meist negativ. Obwohl es beim Cluster-Kopfschmerz eine genetische Komponente gibt, ist die Inzidenz so gering, dass die Familienanamnese meist negativ ist. Gelegentlich hilft auch die Anamnese bezüglich weiterer Erkrankungen. Überzufällig häufig finden sich in der Familienanamnese von Migränepatientinnen und Migränepatienten Angsterkrankungen, Phobien und endogene Depressionen. Außerordentlich selten ist die Assoziation einer Migräne mit chronischem Alkoholismus. Dies trifft sowohl für die Betroffenen als auch für ihre Familien zu. Umgekehrt besteht eine erhöhte Assoziation zwischen Zigarettenrauchen und chronischem Alkoholkonsum und Cluster-Kopfschmerz.

3.10 Bisherige Therapien

Gelegentlich kann es sehr schwierig sein, allein aus Anamnese und Phänomenologie die richtige Diagnose zu stellen. Klagt ein Patient beispielsweise darüber, einmal pro Woche für einen Tag an einem anhaltenden holokraniellen Kopfschmerz mittlerer Intensität mit leichter Übelkeit und Lichtempfindlichkeit zu leiden, ist es schwierig, die Differenzierung zwischen Spannungskopfschmerz und Migräne vorzunehmen. Spricht dieser Kopfschmerz allerdings auf ein spezifisches Migränemittel wie Ergotamin oder ein Triptan an, spricht dies für eine Migräne und gegen einen Spannungskopfschmerz. Die Differenzierung zwischen Trigeminusneuralgie und atypischem Gesichtsschmerz gelingt ebenfalls durch die Therapie. Die Trigeminusneuralgie spricht in über 90% der Fälle auf eine prophylaktische Behandlung mit Carbamazepin an. Traditionelle Analgetika sind unwirksam. Bei atypischem Gesichtsschmerz sind Analgetika in der Akuttherapie vorübergehend wirksam, eine länger anhaltende Besserung lässt sich in der Hälfte der Fälle durch trizyklische Antidepressiva erreichen. Verschlimmert sich ein Kopfschmerz unter bestehender adäquater Therapie, handelt es sich entweder um den Beginn eines medikamenteninduzierten Dauerkopfschmerzes oder um einen Kopfschmerz mit symptomatischer Ursache. Rückschlüsse auf Ansprechen oder Nichtansprechen der Therapie können allerdings nur gezogen werden, wenn die angewandten Substanzen in der richtigen Applikationsform und Dosis gegeben wurden. Da ältere Migränemittel zum Teil entweder unsinnige Substanzen enthalten oder Einzelkomponenten unterdosiert sind, kann aus ihrer Unwirksamkeit im Einzelfall nicht geschlossen werden, dass keine Migräne vorliegt.

3.11 Kopfschmerz-Tagebuch

Viele Patienten habe große Schwierigkeiten, die Charakteristik ihrer Kopfschmerzen wirklich über einen längeren Zeitraum zu beschreiben. In diesen Fällen empfiehlt es sich, den Patienten zu bitten, ein Kopfschmerz-Tagebuch zu führen und Auftreten, Charakteristik, Dauer und Intensität der Kopfschmerzen sowie eingenommene Medikamente und deren Wirksamkeit über einen Zeitraum von 4–8 Wochen zu dokumentieren. Auch während einer beginnenden und laufenden Therapie sollte das Kopfschmerz-Tagebuch in einfacher Form fortgeführt werden, um den Therapieerfolg zu dokumentieren.

Zusammenfassung

Wie in Tab. 3.**3** gezeigt, kann meist durch wenige gezielte Fragen eine Beschreibung der Kopfschmerzen und ihrer Begleitsymptome erreicht werden. Damit gelingt bei den meisten Patienten eine diagnostische Zuordnung.

Tab. 3.**3** Gezielte Fragen bei der Anamneseerhebung von Kopfschmerzsymptomen

- erstmaliges Auftreten der Kopfschmerzen?
- Häufigkeit der Kopfschmerzen?
- Dauer der Kopfschmerzen?
- Charakter der Kopfschmerzen?
- Begleitsymptome?
- Auraphänomene?
- Änderung des Kopfschmerzcharakters?
- was hilft?
- was hilft nicht?
- Familienanamnese

4 Apparative Diagnostik

Der Stellenwert apparativer Zusatzuntersuchungen wird von Patienten weit überschätzt. Viele von ihnen glauben, man könne die Ursache von Kopfschmerzen durch bildgebende Verfahren sichtbar machen. Eine weitere große Rolle spielt die Angst der Patienten, an einem Hirntumor zu leiden.

4.1 Indikation zur Bildgebung

Die Indikation zur Bildgebung besteht bei folgenden klinischen Bedingungen:

- erstmaliges Auftreten heftigster unerträglicher Kopfschmerzen, insbesondere nach körperlicher Anstrengung (Ausschluss Blutung, Subarachnoidalblutung),
- Fieber, Meningismus (Ausschluss Abszess, schwere Nasennebenhöhlenentzündung),
- völlig atypische Kopfschmerzen mit neurologischen Herdsymptomen,
- bei fokal-neurologischen Ausfällen (außerhalb der Migräneaura) im Sinne einer Halbseitensymptomatik, Reflexbetonung oder neuropsychologischen Defiziten,
- bei Hirndruckzeichen oder Stauungspapille,
- bei kontinuierlicher Verschlechterung der Kopfschmerzen insbesondere unter adäquater Therapie und nach Ausschluss eines medikamenteninduzierten Dauerkopfschmerzes,
- bei zusätzlichem Auftreten epileptischer Anfälle,
- psychopathologische Auffälligkeiten in Kombination mit Kopfschmerzen,
- Änderung des Schmerzcharakters bei seit langem bestehenden primären Kopfschmerzen,
- bei Tumorphobie (aber nur einmal).

Praxistipp

Bitten Sie den Radiologen, eine Kopie des CT oder MRT's für den Patienten anzufertigen und ihm diese Kopie mitzugeben. Dies erspart unnötige bildgebende Diagnostik in der Zukunft.

4.2 Computertomographie

Vorteil der Computertomographie ist, dass sie leicht verfügbar und preiswert ist, eine hohe Trefferquote bei richtiger Indikation hat und außer der Strahlenbelastung ungefährlich ist. Nachteil der Methode ist die Möglichkeit des Auftretens von Allergien bei Kontrastmittelgabe und die Überinterpretation positiver CT-Befunde, die nicht kausal mit dem Kopfschmerz assoziiert sind (Tab. 4.**1**).

Tab. 4.**1** Computertomographie in der Kopfschmerzdiagnostik

Vorteil:	leicht verfügbar, preiswert, gute Trefferquote bei richtiger Indikation, außer Strahlenbelastung ungefährlich
Nachteil:	Überinterpretation positiver CT-Befunde, die nicht kausal mit dem Kopfschmerz assoziiert sind (z. B. Arachnoidalzysten), Auftreten von Allergien bei Kontrastmittelgabe

Die Computertomographie hat eine hohe Trefferquote beim Nachweis folgender struktureller Läsionen:
- benigne oder maligne Hirntumoren, Metastasen,
- Liquorzirkulationsstörungen,
- subdurale Hämatome,
- intrazerebrale Blutungen,
- Subarachnoidalblutungen,
- Abszesse.

Sie eignet sich nicht zum Nachweis einer Sinusvenenthrombose, Karotisdissektion, Vaskulitis, Enzephalitis und niedrig maligner Tumoren ohne Ödem. In der hinteren Schädelgrube kommt es zu Knochenartefakten, sodass zur Untersuchung dieser Region die MRT eingesetzt werden sollte.

Es gibt eine Reihe von positiven CT-Befunden, bei denen aber in aller Regel kein kausaler Zusammenhang mit den Kopfschmerzen besteht. Dies sind u. a.:

- Arachnoidalzysten. – Insbesondere temporale Arachnoidalzysten finden sich bei etwa 0,3 – 0,5% aller Menschen.
- Kleine Meningeome. – Meningeome wachsen langsam und bedingen nur dann Kopfschmerzen, wenn sie groß und raumfordernd sind.
- Arteriosklerotische Enzephalopathie. – Hier finden sich im CT periventrikuläre Dichteminderungen und kleine lakunäre Infarkte. Dieses Krankheitsbild bedingt keine Kopfschmerzen.
- Arteriovenöse Malformationen. – Kleine arteriovenöse Malformationen bedingen keine Kopfschmerzen. Bei sehr großen arteriovenösen Malformationen mit hohem Shunt-Volumen und gleichzeitig bestehender Migränedisposition können vermehrte Auren auftreten.
- Alter Hydrocephalus internus. – Gelegentlich findet sich im CT ein alter inaktiver Hyodrocephalus internus, der kompensiert ist. Wird dieser kausal mit Kopfschmerzen in Zusammenhang gebracht und dann fälschlicherweise mit einem Shunt versorgt, resultiert daraus dann häufig ein Unterdruckkopfschmerz mit heftigen Kopfschmerzen im Stehen und Sitzen, die beim Liegen verschwinden.

Hypophysenadenome können unabhängig von ihrer Größe zu ausgeprägten Kopfschmerzen führen, die täglich bestehen und zum Teil migräneähnliche, zum Teil spannungskopfschmerzähnliche Charakteristika aufweisen. Intensität und Dauer der Kopfschmerzen hängen dabei nicht von der Größe des Hypophysenadenoms ab, sodass hier offenbar hormonelle Faktoren eine Rolle spielen.

4.3 Kernspintomographie (MRT)

Die Kernspintomographie ist sehr viel teurer als die Computertomographie, aufwändiger und hat nur eine minimal höhere Trefferquote. Eine Kernspintomographie ist indiziert zum Nachweis einer Sinusvenenthrombose (Tab. 4.**2**), die Magnetresonanz-(MR-)Angiographie zum Nachweis einer Karotis- oder Vertebralisdissektion bei typischer klinischer Symptomatik (vorbestehendes Trauma, chiropraktische Manipulation, Schmerzen am Hals und in der Schläfenregion bzw. okzipital mit fluktuierenden neurologischen Ausfällen im Sinne von transienten ischämischen Attacken). Die Kernspintomographie ist die Methode der Wahl bei Schwangeren und Kindern. Entzündliche Erkrankungen und

Vorteil:	ungefährlich
Nachteil:	teuer, aufwändig, nur minimal höhere Trefferquote als CT mit Kontrastmittel, große Gefahr der Überinterpretation harmloser Befunde („Herde“ in T_2)

Tab. 4.**2** Kernspintomographie und MR-Angiographie in der Kopfschmerzdiagnostik

einige Tumoren (Astrozytom Grad I, Lymphom) können besser mit der MRT entdeckt werden.

Irreführend ist die Kernspintomographie, wenn Befunde, die nichts mit Kopfschmerzen zu tun haben, fehlinterpretiert werden. Bei etwa der Hälfte aller Patienten mit Migräne und bei einem Drittel der Patienten mit Spannungskopfschmerzen finden sich kleine hyperdense Herde im Marklager in den T_2-betonten MR-Bildern. Diese werden häufig als multiple Sklerose oder vaskuläre Herde fehlinterpretiert und führen nicht nur zu einer massiven Verunsicherung des Patienten, sondern auch zu hohen Folgekosten, bis diese Fehldiagnose revidiert ist.

Praxistipp

Patienten, die auf die Durchführung eines Kernspintomogramms drängen, sollte man darauf aufmerksam machen, dass der Gegenwert einer Kernspintomographie 5 – 10 ärztlichen Konsultationen entspricht.

4.4 Andere Zusatzuntersuchungen

Ultraschall: Mit Hilfe der Dopplersonographie bzw. transkraniellen Dopplersonographie kann bei Kopfschmerzen und gleichzeitig bestehendem pulssynchronen Tinnitus eine intrakranielle arteriovenöse Malformation mit hohem Shunt-Volumen und eine okzipitale Durafistel, eine Anastomose zwischen der Arteria occipitalis und dem Sinus transversus, diagnostiziert werden. Die Duplexsonographie der Karotiden kann dazu dienen, bei älteren Patienten mit Migräne und vaskulären Risikofaktoren das mögliche Risiko einer Gabe von Ergotamin oder Triptanen zu erfassen, da die arteriosklerotischen Veränderungen an den Karotiden mit denen an den Koronararterien korreliert sind.

Angiographie: In aller Regel besteht keine Indikation für die Durchführung einer konventionellen Angiographie. Diese ist nur dann indiziert, wenn die klinischen Hinweise für eine Sinusvenenthrombose bestehen (fluktuierend zunehmende Kopfschmerzen, fluktuierende neurologische Herdsymptome, Stauungspapillen, fokale epileptische Anfälle) und die MR-Angiographie diese Diagnose nicht sichern kann. Eine weitere Indikation für eine konventionelle Angiographie ist der Verdacht auf eine Karotis- oder Vertebralisdissektion. Insbesondere die Vertebralisdissektion ist in der Kernspintomographie und MR-Angiographie schwer zu diagnostizieren. Außerordentlich zurückhaltend muss die Indikation zu einer Angiographie bei Patienten mit vorbestehender Migräne gestellt werden, da hier das Angiographierisiko im Sinne eines Vasospasmus und einer konsekutiven zerebralen Ischämie deutlich erhöht ist.

EEG: Die Elektroenzephalographie (EEG) ist nur von begrenztem Wert. Viele Patienten mit einer Migräne haben eine generalisierte oder paroxysmale Dysrhythmie insbesondere unter Hyperventilation. Diese Veränderung ist aber für eine Migräne nicht beweisend und findet sich auch bei Menschen ohne Kopfschmerzen. Das EEG ist allerdings eine völlig atraumatische Methode. Findet sich im EEG ein Herdbefund und besteht eine leichte fokal-neurologische Symptomatik, wäre dies ein Anlass für eine weitere Bildgebung.

Labor: Laboruntersuchungen sind dann relevant, wenn eine Arteriitis temporalis oder eine metabolische Ursache der Kopfschmerzen vermutet wird. Bestandteil des Routinelabors sollten sein: Blutsenkungsgeschwindigkeit, Blutbild, Leberwerte, Nierenwerte, Elektrolyte und Schilddrüsenwerte.

Liquorpunktion: Eine Liquorpunktion ist nur dann notwendig, wenn nach klinischen Kriterien eine Subarachnoidalblutung vermutet wird und das CT normal ist. Eine weitere Indikation für eine Liquorpunktion ist der Verdacht auf eine Meningitis oder Meningoenzephalitis bei sich rasch verschlechternden Kopfschmerzen mit Fieber und Meningismus. Bei Verdacht auf erhöhten Hirndruck muss zunächst immer ein Computertomogramm durchgeführt werden, da hier die Liquorpunktion potenziell gefährlich ist. Die Liquorpunktion ist die einzige Methode, um die Diagnose des Pseudotumor cerebri zu stellen. Bei dieser Erkrankung bestehen dumpf-drückende Kopfschmerzen und Visusstörungen initial in Form von Obskurationen, später in Form von Gesichtsfelddefekten, selten auch Abduzensparesen in Kombination mit Stauungspapillen. Eine Liquorpunktion mit erhöhtem Liquordruck beweist hier die Diagnose des Pseudotumor cerebri.

Wissenschaftliche Untersuchungen: Es gibt eine Vielzahl von technischen Zusatzuntersuchungen, die ausschließlich wissenschaftlichen Charakter haben. Dazu zählen die evozierten Potenziale, kognitive langsame Hirnpotenziale und die Positronen-Emissions-Tomographie (PET).

4.6 Obsolete Verfahren

Obsolet ist bei Kopfschmerzen die Röntgen-Leerdiagnostik. Sie hat eine gegenüber der CT nur minimal geringere Strahlenbelastung und eine sehr geringe Trefferquote. Dasselbe gilt für die Single-Photonen-Emissions-Computertomographie (SPECT), eine qualitative Untersuchungsmethode zur Messung des zerebralen Blutflusses. Diese Untersuchung ist völlig unspezifisch und bei der Diagnose von Kopfschmerzen nicht hilfreich. Weiterhin obsolet sind Röntgenaufnahmen der Halswirbelsäule (mit Ausnahme des zervikogenen Kopfschmerzes), da sich degenerative Veränderungen der Halswirbelsäule bei Patienten mit Kopfschmerzen genauso häufig finden wie bei Menschen ohne Kopfschmerzen.

Tab. 4.**3** Wann besteht die Indikation zur Bildgebung?

- erstmaliges Auftreten heftigster, unerträglicher Kopfschmerzen, insbesondere nach körperlicher Anstrengung
- Fieber, Meningismus
- völlig atypische Kopfschmerzen mit neurologischen Herdsymptomen
- bei fokal neurologischen Zeichen (außerhalb der Migräneaura), im Sinne einer Halbseitensymptomatik, Stauungspapille oder Hirndruckzeichen
- bei kontinuierlicher Verschlechterung der Kopfschmerzen, insbesondere unter adäquater Therapie
- bei Auftreten epileptischer Anfälle oder psychopathologischen Auffälligkeiten
- bei Tumorphobie (aber dann nur einmal!)
- bei Änderung des Schmerzcharakters seit langem bestehender Kopfschmerzen

Zusammenfassung

Besteht der Verdacht auf symptomatische Kopfschmerzen bei Patienten mit erstmalig aufgetretenen heftigsten Kopfschmerzen bei körperlicher Belastung, bei vorbestehender Hypertonie, bei Fieber und Meningismus, bei fokal-neurologischen Herdsymptomen, psychopathologischen Auffälligkeiten oder epileptischen Anfällen, sollte zunächst eine Computertomographie mit und ohne Kontrastmittel durchgeführt werden. Ist die CT unauffällig, muss eine Kernspintomographie durchgeführt werden.

5 Migräne

5.1 Epidemiologie, Klinik und Pathophysiologie

5.1.1 Epidemiologie

In allen westlichen Industrieländern und in den Vereinigten Staaten beträgt die Häufigkeit der Migräne etwa 6–8% bei Männern und 15–20% bei Frauen. Nur die Hälfte aller Patientinnen und Patienten sucht wegen der Migräne jemals einen Arzt auf. Die andere Hälfte behandelt die Kopfschmerzen mit frei verkäuflichen Analgetika. Bei etwa 5% aller Migränepatienten sind die Attacken so häufig oder schwer, dass eine regelmäßige ärztliche Behandlung notwendig ist. Soweit bekannt, tritt die Migräne in fast allen Kulturen mit gleicher Häufigkeit auf. Lediglich in China und Japan scheint die Inzidenz etwas geringer zu sein.

Die Inzidenz der Migräne im Kindesalter beträgt zwischen 3 und 5%. Vor der Pubertät ist sie bei Jungen und Mädchen gleich häufig. Am häufigsten beginnt die Migräne zwischen dem 10. und 20. Lebensjahr. Sie kann allerdings auch später beginnen. Die Erstmanifestation einer Migräneerkrankung nach dem 50. Lebensjahr ist außerordentlich selten. Treten attackenförmige Kopfschmerzen in diesem Alter erstmals auf, muss an einen symptomatischen Kopfschmerz gedacht werden. Eine Ausnahme stellen Frauen dar, bei denen eine genetische Migränebelastung besteht (positive Familienanamnese) und die nach der Menopause mit Hormonsubstitution behandelt werden. Bei diesen kann durchaus auch in diesem Alter eine Migräne erstmals manifest werden.

Jenseits der Pubertät ist die Migränehäufigkeit bei Frauen höher als bei Männern. Dies hat zum einen genetische, zum anderen hormonelle Gründe. Die Migräne erreicht bezüglich Häufigkeit und Schwere der Attacken ihren Höhepunkt zwischen dem 30. und 40. Lebensjahr. Danach wird sie sowohl bei Männern als auch bei Frauen langsam besser. Es gibt allerdings auch eine Reihe von Patientinnen und Patienten, bei denen jenseits des 65. Lebensjahres noch regelmäßige schwere Migräneattacken auftreten können.

Beginnt die Migräne bereits im Kindesalter, hört sie bei etwa 50% der Betroffenen in der Pubertät wieder auf. Sie kann allerdings in einem späteren Zeitraum wieder auftreten.

Wesentlich für die Prophylaxe der Migräne ist die Beobachtung, dass Häufigkeit, Schwere und Ausprägung der Attacken im Laufe des Lebens außerordentlich variabel sein können. Auch ohne spezifische Therapie können längere Phasen mit sehr seltenen oder sehr leichten Migräneattacken auftreten. Dies erklärt, warum die Migräneprophylaxe jeweils nach 9 – 12 Monaten unterbrochen werden sollte, um den Spontanverlauf der Erkrankung beurteilen zu können.

Wichtig ist es, den Patienten sehr frühzeitig zu erklären, dass es eine Heilung für die Migräne nicht gibt, sondern dass eine optimale ärztliche und verhaltenstherapeutische Therapie die Häufigkeit und Schwere der Attacken positiv beeinflussen kann.

Praxistipp

Migränepatienten müssen lernen, dass eine Heilung der Migräne nicht möglich ist. Allerdings ist durch eine konsequente Behandlung die Häufigkeit und Schwere der Attacken zu beeinflussen. Diese Kenntnis erleichtert den Patienten-Arzt-Kontakt und erhöht die Compliance.

5.1.2 Klinik

Migräne ohne Aura

Bei der Migräne ohne Aura kommt es in zwei Dritteln der Fälle zu einseitigen und einem Drittel der Fälle holokraniellen pulsierend-pochenden, zum Teil stechenden Kopfschmerzen von mittelstarker bis starker Intensität (Tab. 5.**1**). Die Kopfschmerzen beginnen häufig im Nacken oder okzipital und strahlen dann über die Parietalregion in die Stirn, in die Schläfe und in die Augenregion aus. Bei einseitigen Kopfschmerzen können die Kopfschmerzen innerhalb einer Attacke und zwischen Attacken die Seiten wechseln. Typischer Beginn der Migräneattacke ist in den frühen Morgenstunden. Etwa ein Viertel aller Patienten wacht mit dem Vollbild der Attacke in den frühen Morgenstunden aus dem Schlaf heraus auf. Die Dauer der Attacken beträgt in der Regel 4 – 72 Stunden. Kürzere Attackendauern finden sich bei Kindern und längere Attackendauern bei der menstruellen Migräne.

Die Kopfschmerzen werden typischerweise durch körperliche Belastung wie Bücken, Tragen und Betätigung der Bauchpresse verstärkt. Die Patienten sind licht-, lärm- und geruchsempfindlich. Es besteht in der Regel Rückzugswunsch.

Tab. 5.1 Charakterisierung des Syndroms Migräne

Prävalenz:	5–20%
Geschlecht:	Frauen/Männer = 3 : 1
Erkrankungsalter:	15.–30. Lebensjahr
Periodik/Frequenz:	sporadisch bis wöchentlich, Wochenende
Heredität:	Familienanamnese in 70% positiv
Seitigkeit:	⅔ einseitig, ⅓ holokraniell
Attackenbeginn:	Morgenstunden Aura < 1 h
Attackendauer:	4–72 h
Schmerzintensität:	mittelstark bis sehr stark
Schmerzcharakter:	pulsierend, pochend
Schmerzlokalisation:	temporoorbital
Akzentuierungsfaktoren:	körperliche Belastung, Lärm, Licht; deshalb Rückzugswunsch
Vegetative Symptome:	Übelkeit/Erbrechen, Harnretention/Harnflut
Einteilung:	mit Aura ohne Aura komplizierte

Typische vegetative Begleiterscheinungen sind Appetitlosigkeit (100%), Übelkeit (80%) und Erbrechen (50%). Es gibt Patienten, die die Symptome Übelkeit und Erbrechen als schwerwiegender empfinden als den Kopfschmerz. In sehr seltenen Fällen können isoliert ausgeprägte vegetative Symptome ohne begleitende Kopfschmerzen auftreten. Dies ist insbesondere bei der kindlichen Migräne der Fall. Bei länger dauernden Migräneattacken kann die Intensität der Kopfschmerzen stark schwanken.

Migräne mit Aura

Bei etwa 10–15% aller Migränepatientinnen und -patienten und Attacken kann es vor oder zeitgleich mit dem Beginn der Kopfschmerzen zu Aurasymptomen kommen. Hierbei handelt es sich meist um Symptome, die dem okzipitalen Kortex zugeordnet werden können, wie die Wahrnehmung von Lichtblitzen, Fortifikationen, Flimmerphänomenen und sich langsam ausbreitende Skotome. Weitere mögliche Aurasymptome umfassen langsam von distal nach proximal zunehmende Hypästhesie und Hypalgesie an den Extremitäten, mehr an der oberen als an der unteren Extremität, Sprach- oder Sprechstörungen, Hemiparesen und komplexe neuropsychologische Ausfälle insbesondere im visuellen System. Diese Ausfälle sind meist nur durch exaktes Befragen zu eruieren, da die meisten Patienten sich scheuen, diese Wahrnehmungsstörungen dem Arzt spontan zu berichten. Dazu gehören beispielsweise Veränderungen der Farbwahrnehmung, der Größenwahrnehmung von Gegenständen, Verlust der Bewegungswahrnehmung bis hin zu visuellen Halluzinationen. Die Aurasymptome entwickeln sich meist langsam über einen Zeitraum von 5 – 10 Minuten und halten in der Regel maximal 30 Minuten an und klingen dann wieder ab. In seltenen Fällen können Aurasymptome auch ohne die begleitenden Kopfschmerzen auftreten. Ist dies bei Patienten jenseits des 50. Lebensjahres der Fall, kann es sehr schwierig werden, Migräneauren von transienten ischämischen Attacken oder fokalen Anfällen zu differenzieren.

Sonderformen der Migräne

Es gibt eine Anzahl von Sonderformen der Migräne. Die Diagnose sollte hier allerdings dem Fachmann überlassen werden. Bei der sehr seltenen vertebrobasilären Migräne treten in der Auraphase Funktionsstörungen von Hirnstamm und Kleinhirn auf mit Doppelbildern, Drehschwindel, Tinnitus, Sensibilitätsstörungen im Gesicht, Ataxie und einer Tetra- oder Paraparese. Bei der ophthalmoplegischen Migräne kommt es in der Auraphase zu einer Okulomotoriusläsion mit Ptose und Doppelbildern. In diesen Fällen muss allerdings ein Aneurysma der Arteria communicans posterior ausgeschlossen werden. Bei der rein retinalen Migräne kommt es zu einer monokulären Erblindung. Differenzialdiagnostisch muss hier eine Amaurosis fugax ausgeschlossen werden.

5.1.3 Ablauf einer Migräneattacke

Die Migräne ist meist sehr viel komplexer, als es auf den ersten Blick erscheint. Viele Patienten haben eine Prodromalphase mit Schwankungen in der Stimmungslage (aggressiv, euphorisch, depressiv), Veränderungen des Flüssigkeitshaushaltes mit vermehrtem Durst, Ausprägung von Ödemen, Appetit auf Süßigkeiten oder vermehrten Hunger, vermehrtem oder verringertem Schlafbedürfnis und Obstipation. Während der Migräneattacke können Polyurie und Diarrhö bestehen. Am Ende der Kopfschmerzphase kommt häufig eine Schlafphase, in der dann die Migräneattacke abklingt. Nach der Schlafphase treten häufig die komplementären Symptome der Prodromalphase auf in Form von erneuten Stimmungsschwankungen, Appetitlosigkeit, Polyurie und Rückbildung der Ödeme. Diese klinischen Beobachtungen belegen, dass die Migräne sehr viel mehr als nur eine Kopfschmerzerkrankung ist. Die hier geschilderten Symptome zeigen, dass auch Hypothalamus, Zwischenhirn und Kortex eine Rolle spielen müssen.

5.1.4 Triggerfaktoren

Triggerfaktoren werden von 90% aller Patienten angegeben. Meist löst nur die Kombination mehrerer Triggerfaktoren eine Migräneattacke aus. In vielen Fällen ist allerdings ein eher zufälliges Zusammentreffen zwischen vermuteten Triggerfaktoren und dem Auslösen einer Migräneattacke anzunehmen. Triggerfaktoren im Sinne eines „Anstoßens" der Migräneattacke müssen von den eigentlichen biologischen „Ursachen" der Migräne unterschieden werden. Folgende Triggerfaktoren werden häufig genannt: Alkohol, Veränderungen des Schlaf-wach-Rhythmus, Stress und Emotionen, hormonelle Schwankungen und Hunger (Tab. 5.**2**).

Tab. 5.**2** Mögliche Triggerfaktoren für Migräneattacken

Hormone	**Verhalten**
Periode	Hunger
Eisprung	Erwartungsangst
Pille	Entlastung nach Stress
	Wochenende
Substanzen	**Innere Zyklen**
Alkohol (Rotwein)	Schlaf-wach-Rhythmus
Käse	Frühjahr, Herbst
Medikamente (Nitroglycerin, Kalziumantagonisten)	Zeitverschiebung
Umwelt	
Flackerlicht	Wetter
Lärm	Föhn
verqualmte Räume	Höhe
	Kälte

5.1.5 Pathophysiologie

Die ursprüngliche pathophysiologische Erklärung der Migräne war einfach, leicht zu erklären, aber falsch. Es wurde postuliert, dass es im Rahmen einer Migräneattacke zunächst zu einer Vasokonstriktion zerebraler Arterien mit den Aurasymptomen käme und anschließend zu einer Dilatation der Gefäße, was den pulsierenden Kopfschmerz erklären sollte. Die Wirkung von Ergotamin wurde über den vasokonstriktorischen Effekt erklärt.

Aura: Zur Pathophysiologie der Aura gibt es zwei Hypothesen, die vaskuläre und die neurogene. Die vaskuläre Hypothese geht davon aus, dass es primär zu einer Minderperfusion der Hirnrinde kommt, die dann zu neurologischen Ausfällen führt. Die neurogene Hypothese vermutet, dass es sich bei der Aura um ein Phänomen handelt, das im Tierexperiment als „spreading depression" beschrieben wurde. Dabei kommt es nach einem kurzen Exzitationspuls zu einer Hemmung der kortikalen Aktivität, die sich mit einer Geschwindigkeit von etwa 2–3 mm/min über die Hirnrinde ausbreitet. Messungen des regionalen zerebralen Blutflusses während Migräneattacken mit Aura zeigten eine Abnahme des Blutflusses im okzipitalen Kortex, die sich langsam in Richtung des parietalen und temporalen Kortex ausbreitete. Neue PET-Untersuchungen zeigen, dass in der Frühphase einer Migräneattacke eine Oligämie in der Hirnrinde zu beobachten ist, die sich von okzipital nach parietal und temporal ausbreitet. Die Minderperfusion kann bis zu 40% betragen. Dies legt nahe, dass es sich bei der Aura tatsächlich um das Äquivalent der „spreading depression" handelt. Bisher ist es allerdings nicht gelungen, pharmakologisch beim Menschen Dauer und Ausprägung der Aura zu beeinflussen.

Während der Kopfschmerzphase ist die zerebrale Durchblutung unverändert. Transkranielle Doppler-Studien zeigten, dass in der Arteria cerebri media und der Arteria basilaris während der Aura und während der Kopfschmerzphase die Blutflussgeschwindigkeiten nicht verändert sind.

Kopfschmerz: Für die Erklärung des Kopfschmerzes gibt es beim Menschen viele neue Daten (Tab. 5.**3**). PET-Studien haben im Hirnstamm und Mittelhirn während der Migräneattacke eine Region erhöhter Durchblutung nachgewiesen, die am ehesten dem sogenannten „Migränegenerator" entspricht. Auf der Basis dieses Befundes ist vorstellbar, dass durch efferente Impulse autonomer Nervenfasern die Blutgefäße von Gehirn und Dura zur Dilatation gebracht werden und es zur Plas-

Tab. 5.3 Entstehung einer Migräneattacke

- Veränderung neuronaler Aktivität des Trigeminuskerngebiets im Hirnstamm
- Freisetzung vasoaktiver/inflammatorischer Substanzen (CGRP und Substanz P) aus Nervenendigungen
- aseptische Entzündungsreaktion in den perivaskulären Anteilen von Duraarterien
- Dilatation von Arterien, Arteriolen und Venen
- Übelkeit, Erbrechen, Harndrang etc. als Folge der Mitbeteiligung des Hirnstamms

maextravasation kommt (neurogene Entzündung). Die Folge wäre – in Analogie zu Tierexperimenten ein Austritt von Albumin durch das Gefäßendothel und die Gefäßwand, die Freisetzung von proinflammatorischen oder exzitatorischen Neuropeptiden wie Substanz P, „calcitonin gene related peptide“ (CGRP), Neuropeptid Y, Neurokinin A und vasoaktivem intestinalen Polypeptid (VIP). Im Tierversuch können Acetylsalicylsäure, nichtsteroidale Antirheumatika, Ergotamin, Dihydroergotamin und Triptane die neurogene Entzündung hemmen. Außerdem ließ sich während Migräneattacken beim Menschen im venösen Blut der Vena jugularis eine erhöhte Konzentration von CGRP nachweisen, wobei diese Veränderungen durch die Gabe von Sumatriptan reversibel waren. Die Rolle zentraler schmerzleitender Strukturen, wie sie in den Tierexperimenten von Goadsby gefunden wurden, ist noch nicht bekannt.

Wirkungsmechanismus der Migränemittel: Acetylsalicylsäure, Paracetamol, Metamizol und nichtsteroidale Antirheumatika wirken wahrscheinlich sowohl über die Hemmung der Prostaglandinsynthese, die periphere Schmerzrezeptoren in den Gefäßwänden und den Duraarterien sensibilisiert. Eine zusätzliche zentrale Wirkung wird eventuell über prostaglandinsyntheseabhängige Mechanismen im ZNS vermittelt. Ergotamin, Dihydroergotamin und die Serotoninagonisten wie Sumatriptan, Zolmitriptan und Naratriptan wirken wahrscheinlich über eine Hemmung der aseptischen perivaskulären Entzündung und hemmen auch die Freisetzung von Neuropeptiden. Alle Triptane verengen die in der Migräneattacke erweiterten Dura- und Hirngefäße. Sie hemmen auch die Fortleitung von Schmerzsignalen im Kerngebiet des Trigeminus im Hirnstamm (Nucleus caudalis des N. trigeminus). Sumatriptan kann die intakte Blut-Hirn-Schranke nicht überwinden und hat zumindest im Tierexperiment keinen zentralen Angriffspunkt. Die Hemmung der aseptischen perivaskulären Entzündung allein erklärt jedoch nicht die Wirkung dieser Migränemittel. Es gibt nämlich drei potente Inhibitoren der neurogenen Entzündung im Tierexperiment, die alle bei der menschlichen Migräne unwirksam sind.

5.1.5 Genetik

Es gibt in der Zwischenzeit viele Hinweise, dass es sich bei der Migräne um eine genetisch determinierte Erkrankung handelt. Dafür sprechen sowohl Zwillingsstudien als auch moderne molekularbiologische Ergebnisse. In Zwillingsstudien zeigt sich, dass die Wahrscheinlichkeit einer Migräne bei eineiigen Zwillingen doppelt so hoch ist wie bei zweieiigen. Für eine Sonderform der Migräne, der familiär-hemiplegischen Migräne, bei der die Aura sehr lange anhält und mit einer Hemiplegie einhergeht, wurde ein Gendefekt auf dem Chromosom 19 identifiziert. Dieses Gen kodiert einen neuronalen Kalziumkanal. Ob es sich bei der normalen Migräne oder bei der Migräne mit Aura ebenfalls um eine Kanalkrankheit handelt wie bei anderen intermittierenden neurologischen Erkrankungen, ist allerdings bisher nicht bekannt.

5.2 Therapie der Migräneattacke

5.2.1 Verhaltensmaßnahmen

Die meisten Patienten benötigen keinen Rat bezüglich des Verhaltens während der Attacke, da sie selbst die Erfahrung gemacht haben, dass Reizabschirmung und sich Zurückziehen in ein lärmgeschütztes abgedunkeltes Zimmer mit dem Versuch zu schlafen die Migränesymptome lindert. In Einzelfällen kann die lokale Anwendung von Eis gewisse Linderung erbringen.

5.2.2 Antiemetika

Zu Beginn der Migräneattacke kommt es häufig zu Appetitlosigkeit, Übelkeit und Erbrechen. Gleichzeitig kommt die Peristaltik von Magen und Darm zum Stillstand. Dies ist der Grund dafür, dass viele Schmerzmittel, die als Tabletten eingenommen werden, nicht oder in nur ungenügender Konzentration in den systemischen Kreislauf gelangen und deswegen keine oder eine geringe Wirkung entfalten. Unabhängig davon, ob Übelkeit oder Erbrechen besteht, sollte daher die akute Migräneattacke mit einem Antiemetikum behandelt werden. Zeitgleich oder kurze Zeit danach sollte dann das Schmerz- oder das spezifische Migränemittel eingenommen werden. Antiemetika, die auf das dopaminerge System einwirken, haben ihrerseits auch eine gewisse Wirkung auf den Kopfschmerz.

Zum Einsatz kommen Metoclopramid (als Tropfen, Tablette oder Zäpfchen) oder Domperidon. Metoclopramid ist billiger, Domperidon überschreitet weniger die Blut-Hirn-Schranke und führt seltener zu extrapyramidal-motorischen Nebenwirkungen. Metoclopramid sollte in Dosierungen zwischen 10 und 20 mg gegeben werden. Domperidon steht nur als Tablette oder als Tropfen zur Verfügung. Kontraindikation und Nebenwirkungen können Tab. 5.**4** entnommen werden. Kommt es zu extrapyramidal-motorischen Nebenwirkungen (orale Hyperkinesen, Schlundkrämpfe, okulogyre Krise) so können diese durch die intravenöse Gabe von Biperiden (Akineton®) beseitigt werden.

Tab. 5.**4** Antiemetika in der Migränetherapie

Substanzen		Dosis	Nebenwirkungen	Kontraindikationen
Metoclopramid (z. B. Paspertin®)	↔ ↑↑	10 – 20 mg p.o. 20 mg rektal 10 mg i. m., i. v.	extrapyramidal-dyskinetisches Syndrom, Unruhezustände	Kinder unter 14 J., Hyperkinesen, Epilepsie, Schwangerschaft, Prolaktinom
Domperidon (Motilium®)	↔	20 – 30 mg p.o.	seltener als bei Metoclopramid	Kinder unter 10 J., sonst siehe Metoclopramid

↑↑ Aussage zur Wirksamkeit wird gestützt durch mehrere adäquate, valide klinische Studien (z. B. randomisierte klinische Studien) bzw. durch eine oder mehrere valide Metaanalysen oder systematische Reviews. Positive Aussage gut belegt.

↔ Es liegen keine sicheren Studienergebnisse vor, die eine günstige oder ungünstige Wirkung belegen. Dies kann bedingt sein durch das Fehlen adäquater Studien, aber auch durch das Vorliegen mehrerer, aber widersprüchlicher Studienergebnisse.

Bei Kindern unter 12 Jahren sollten Antiemetika, die über den Dopaminrezeptor wirken, vermieden werden, da hier extrapyramidal-motorische Nebenwirkungen häufiger auftreten als bei Erwachsenen. Bestehen allerdings ausgeprägte Übelkeit und starkes Erbrechen, kann durchaus ein Versuch mit Domperidon unternommen werden.

Praxistipp

Patienten, die über eine fehlende Wirksamkeit von Analgetika und/oder spezifischen Migränemitteln bei der Behandlung akuter Migräneattacken klagen, sollten versuchen, ihr Schmerz- oder Migränemittel mit einem Antiemetikum zu kombinieren.

Praxistipp

Spezifische Antiemetika, wie sie beim zytostatikainduzierten Erbrechen eingesetzt werden (5-HT3-Antagonisten), sind gegen Erbrechen und Übelkeit bei Migräne nicht wirksam.

5.2.3 Analgetika

Leichte und mittelschwere Migräneattacken sprechen häufig ausreichend auf die Kombination von Antiemetika mit Analgetika an (Abb. 5.**1**). In der Zwischenzeit ist bekannt, dass beispielsweise Acetyl-

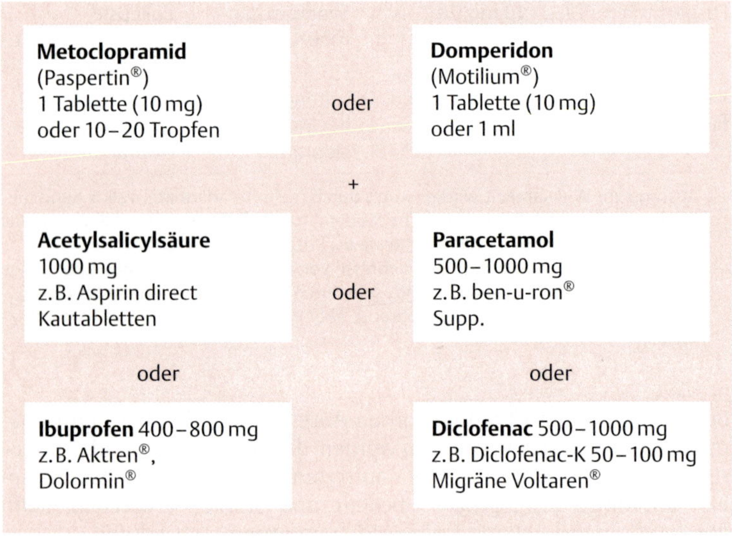

Abb. 5.**1** Therapie der akuten Migräneattacke (I).

salicylsäure nicht nur peripher wirkt, sondern auch zentrale Angriffspunkte hat. Dies gilt wahrscheinlich auch für die nichtsteroidalen Antirheumatika.

Acetylsalicylsäure (ASS)

ASS sollte bevorzugt als Brausetablette in Wasser gelöst eingenommen werden, da hierbei die Resorption aus dem Darm am schnellsten geschieht. Oral sollte sie nicht gegeben werden, wenn bei der Migräne als Vorsymptom Erbrechen auftritt. Viele Patienten tolerieren den Geschmack von ASS als Brausetablette nicht. Sie können Kautabletten benutzen, bei denen der First-pass-Effekt in der Leber vermieden wird.

Wirkung: ASS wirkt bei Kopfschmerzen innerhalb von 10 Minuten bis 1 Stunde.

Dosierung: bis 50 kg Körpergewicht 500 mg, > 50 kg Körpergewicht 1000 mg.

Anwendungsweise: bei Migräne als Brausetablette oder Kautablette.

Häufigste Nebenwirkung: Magenschmerzen

Seltene Nebenwirkung: siehe Tab. 5.**5**.

Kontraindikation: Einzelheiten siehe Tab. 5.**5**: Magen- und Darmulzera, Störungen des Gerinnungssystems, Patienten mit schwerem Asthma bronchiale und Nierenschäden. – ASS ist kontraindiziert im ersten und letzten Drittel der Schwangerschaft.

Paracetamol

Paracetamol steht als Tablette, Brausegranulat, Kautablette, Zäpfchen, Saft oder Tropfen zur Verfügung.

Wirkung: innerhalb von 30 – 60 Minuten.

Dosierung: bis 50 kg Körpergewicht: 500 mg, bis 80 kg Körpergewicht: 1 g, über 80 kg Körpergewicht: 1,5 g. Paracetamol kann bei Übelkeit oder Erbrechen als Zäpfchen appliziert werden.

Gegenanzeigen und Wechselwirkung: siehe Tab. 5.**5**.

Tab. 5.**5** Analgetika zur Behandlung der Migräneattacke

Arzneimittel		Dosierung	Nebenwirkungen	Kontraindikationen
Acetylsalicylsäure (z. B. Aspirin®)	↑↑	1000 mg	Magenschmerzen, Gerinnungsstörungen	Ulkus, Asthma, Blutungsneigung, Schwangerschaft Monat 1 – 3
Ibuprofen (z. B. Brufen®)	↑↑	400 – 600 mg	wie ASS	wie ASS (Blutungsneigung geringer)
Naproxen (z. B. Proxen®)	↑↑	500 – 1 000 mg	wie ASS	wie ASS (Blutungsneigung geringer)
Diclofenac-K (z. B. Voltaren®)	↑↑	50 – 100 mg	wie ASS	wie ASS (Blutungsneigung geringer)
Metamizol (z. B. Novalgin®)	↑	1000 mg	allergische Reaktion, Blutbildveränderungen	Leukopenie
Paracetamol (z. B. ben-u-ron®)	↑	1000 mg	Leberschäden	Leberschäden, Niereninsuffizienz

↑↑ Aussage zur Wirksamkeit wird gestützt durch mehrere adäquate, valide klinische Studien (z. B. randomisierte klinische Studien) bzw. durch eine oder mehrere valide Metaanalysen oder systematische Reviews. Positive Aussage gut belegt.

↑ Aussage zur Wirksamkeit wird gestützt durch zumindest eine adäquate, valide klinische Studie (z. B. randomisierte klinische Studie). Positive Aussage belegt.

Ibuprofen, Naproxen und Diclofenac-K

Auch nichtsteroidale Antirheumatika (NSAR) sind bei der Migräne wirksam.

Dosierung: Ibuprofen als Tablette 400 – 800 mg; bevorzugt als Brausegranulat. Naproxen in Dosierungen zwischen 500 und 1000 mg. Diclofenac-K als Tablette zu 50 oder 100 mg.

Kontraindikation und **Nebenwirkungen** können Tab. 5.**5** entnommen werden. Als extrem seltene Nebenwirkung kann es nach der Gabe von Ibuprofen zu einer aseptischen Meningitis mit Kopfschmerzen, leicht erhöhter Liquorzellzahl und normalem Eiweiß kommen.

Metamizol

Metamizol ist in einer Dosis von 500 oder 1000 mg eine gut wirksame Substanz zur Behandlung akuter Migräneattacken. Die Verträglichkeit ist gut. Blutbildveränderungen werden nur in extrem seltenen Einzelfällen beobachtet. In der Zwischenzeit gibt es auch randomisierte, plazebokontrollierte Studien, die die Wirksamkeit von Metamizol belegen.

Praxistipp

Wichtig beim Einsatz von Analgetika ist neben der Kombination mit Antiemetika eine ausreichende Dosis. Die therapeutische Breite ist bei ASS und nichtsteroidalen Antirheumtika größer als bei Paracetamol. Nach Erfahrung des Autors nimmt die Wirksamkeit bei der Migräne von Paracetamol über nichtsteroidale Antirheumatika zu Acetylsalicylsäure zu.

5.2.4 Spezifische Migränemittel

Mutterkornalkaloide

Sind Acetylsalicylsäure, nichtsteroidale Antirheumatika oder Paracetamol zur Behandlung einer Migräneattacke nicht ausreichend wirksam, kommt die Einnahme oder Verabreichung von Ergotamintartrat in Betracht. Die Nennung an erster Stelle in diesem Zusammenhang hat ausschließlich finanzielle und nicht wissenschaftliche Gründe. Spezifische Migränemittel wie die Triptane sind wissenschaftlich sehr viel besser untersucht und ihre Wirkung besser belegt, die Nebenwirkungen exakter erfasst, als dies bei Ergotamintartrat der Fall ist.

Ergotamintartrat steht in Deutschland leider nur in ganz wenigen Markenpräparaten als Monosubstanz zur Verfügung. In einigen Markenpräparaten ist es mit Koffein kombiniert. Andere Kombinationen beispielsweise mit Codein oder Propyphenazon sind nicht sinnvoll.

Der Einsatz der Mutterkornalkaloide wird limitiert durch ihre typischen Nebenwirkungen, nämlich Übelkeit und Erbrechen.

Die typische Dosis bei der oralen Einnahme liegt bei 1 mg, bei den Zäpfchen bei 2 mg. Die Höchstdosis zur Behandlung einer Migräneattacke liegt bei 2 mg/d. Die Höchstdosis zur Behandlung einer Migräneattacke, die länger als 24 Stunden dauert, liegt bei 4 mg. 4 mg als Tablette oder 6 mg als Zäpfchen sind auch die zulässigen Höchstmengen pro Woche. Eine Gesamtdosis von 20 mg Ergotamintartrat im Monat darf wegen der Gefahr des ergotamininduzierten Dauerkopfschmerzes unter keinen Umständen überschritten werden. Die orale Gabe von Dihydroergotamin kann in Einzelfällen versucht werden. Die Substanz wird allerdings sehr unzuverlässig und sehr wechselnd oral resorbiert, das erklärt die sehr wechselnde Wirksamkeit. Dihydroergotamin eignet sich allerdings zur parenteralen Anwendung bei der Migräne (s. u.). Ergotamintartrat als Inhalationsspray steht leider nicht mehr zur Verfügung.

Die häufigsten Nebenwirkungen finden sich in Tab. 5.**6**. Es ist wichtig zu beachten, dass es bei häufiger und insbesondere bei regelmäßiger Einnahme von Ergotamintartrat zu einer Häufung von Migräneattacken und später zur Entwicklung eines medikamenteninduzierten Dauerkopfschmerzes mit morgendlicher Akzentuierung kommen kann. Da Mutterkornalkaloide und die Triptane einen ähnlichen Wirkungsmechanismus haben, sollten sie nicht in engem zeitlichen Zusammenhang gegeben werden. Es sollte vorsichtshalber ein Zeitraum von 24 Stunden zwischen der Einnahme eines Mutterkornalkaloids und/oder eines Serotoninagonisten (Sumatriptan, Zolmitriptan, Naratriptan) liegen.

Tab. 5.**6** Mutterkornalkaloide für die Behandlung der akuten Migräneattacke

Substanzen		Dosis	Nebenwirkungen	Kontraindikationen
Ergotamintartrat (z. B. ergo sanol®, Migrexa®)	↑	1 – 2 mg p.o. oder 2 mg rektal	Erbrechen, Übelkeit, Kältegefühl, Muskelkrämpfe, Dauerkopfschmerz, Ergotismus	Schwangerschaft, Stillzeit, Kinder unter 12 Jahren, Patienten mit multiplen vaskulären Risikofaktoren, schlecht eingestellte Hypertonie, koronare Herzerkrankung, Angina pectoris, Myokardinfarkt in der Vorgeschichte, M. Raynaud, arterielle Verschlusskrankheit der Beine, TIA oder Schlaganfall, schwere Leber- oder Niereninsuffizienz
Dihydroergotamin (z. B. Dihydergot®)	↔	1 – 2 mg i. m., s.c.	s. Ergotamin, aber weniger ausgeprägt	s. Ergotamin

↑ Aussage zur Wirksamkeit wird gestützt durch zumindest eine adäquate, valide klinische Studie (z. B. randomisierte klinische Studie). Positive Aussage belegt.

↔ Es liegen keine sicheren Studienergebnisse vor, die eine günstige oder ungünstige Wirkung belegen. Dies kann bedingt sein durch das Fehlen adäquater Studien, aber auch durch das Vorliegen mehrerer, aber widersprüchlicher Studienergebnisse.

Sumatriptan

Sumatriptan ist ein speziell zur Behandlung schwerer Migräneattacken entwickeltes Präparat. Es gehört zur Gruppe der Serotonin 5-$HT_{1D/1B}$-Agonisten. Die Triptane sind die bisher am besten untersuchten und wirksamsten Substanzen zur Behandlung der akuten Migräneattacke. Alle Triptane führen im Gegensatz zu Ergotamin ihrerseits nicht zu Übelkeit und Erbrechen. Sie haben einen positiven Einfluss nicht nur auf die Kopfschmerzen, sondern auch auf Übelkeit, Erbrechen, Photophobie, Phonophobie und das allgemeine Krankheitsgefühl (Tab. 5.**7**, s. S. 34).

Wirkung: Sumatriptan, in oraler Form zwischen 25 und 100 mg genommen, führt bei 50 – 70% der Migräneattacken zu einer deutlichen Besserung oder zu einem Verschwinden der Kopfschmerzen. Bis zum Wirkungseintritt vergehen etwa 30 Minuten, und die maximale Wirkung wird nach 1 – 2 Stunden erreicht. Sumatriptan in oraler Form ist allerdings nicht bei allen Attacken und nicht bei allen Patienten wirksam.

Praxistipp

Wenn Sumatriptan beim eindeutigen Vorliegen einer Migräne nicht wirksam ist, sollte versucht werden, es mit einem Antiemetikum wie Metoclopramid oder Domperidon zu kombinieren.

Sumatriptan liegt auch in Injektionsform zur subkutanen Anwendung durch die Patienten mit Hilfe eines Autoinjektors vor. Die Dosis beträgt hierbei 6 mg. Bei der subkutanen Applikationsform setzt die Wirkung nach etwa 10 Minuten ein, und der Höhepunkt wird nach 30 – 60 Minuten erreicht.

Seit 1997 steht Sumatriptan auch als Suppositorium mit 25 mg zur Verfügung. Es liegt in seiner Wirksamkeit zwischen Tablette und subkutaner Spritze. Indiziert sind die Suppositorien für Patienten mit initialer Übelkeit und Spritzenphobie.

Sumatriptan ist auch als Nasenspray in Dosierungen von 10 und 20 mg erhältlich. Sumatriptan wird allerdings nicht über die Nasenschleimhaut resorbiert und ist auch in der nasalen Form nicht besser wirksam als in der oralen.

Tab. 5.7 Therapie der akuten Migräneattacke mit 5-HT-Agonisten (Reihenfolge nach dem Jahr der Zulassung)

Substanzen		Dosis	Nebenwirkungen	Kontraindikationen
Sumatriptan (z. B. Imigran®)	↑↑	50 – 100 mg p.o. 25 mg Supp. 10 – 20 mg Nasenspray	Engegefühl im Bereich der Brust und des Halses, Parästhesien der Extremitäten, Kältegefühl	Hypertonie, koronare Herzerkrankung, Angina pectoris, Myokardinfarkt in der Vorgeschichte, M. Raynaud, arterielle Verschlusskrankheit der Beine, TIA oder Schlaganfall, Schwangerschaft, Stillzeit, Kinder, schwere Leber- oder Niereninsuffizienz, multiple vaskuläre Risikofaktoren
Zolmitriptan (AscoTop®, Zomig®*)	↑↑	2,5 – 5 mg p.o. 2,5 mg Schmelztablette	wie Sumatriptan	wie Sumatriptan
Naratriptan (z. B. Naramig®)	↑↑	2,5 – 5 mg p.o.	etwas geringer als Sumatriptan	wie Sumatriptan

↑↑ Aussage zur Wirksamkeit wird gestützt durch mehrere adäquate, valide klinische Studien (z. B. randomisierte klinische Studien) bzw. durch eine oder mehrere valide Metaanalysen oder systematische Reviews. Positive Aussage gut belegt.

* Markenname in Österreich und der Schweiz

Praxistipp

Die initiale Dosis von Sumatriptan in oraler Applikationsform sollte 50 mg betragen. Sind diese gut wirksam und die Nebenwirkungen gering, sollte mit dieser Dosis fortgefahren werden. Besteht keine oder eine zu geringe Wirkung, wird die Dosis auf 100 mg erhöht. Besteht mit 50 mg eine gute Wirkung aber ausgeprägte Nebenwirkungen, sollten 25 mg versucht werden.

Die Praxis zeigt, dass etwa 15–20% aller Patientinnen und Patienten mit 25 mg, etwa 40% mit 50 mg und die übrigen mit 100 mg Sumatriptan auskommen. Frauen benötigen meist geringere Dosen als Männer (Abb. 5.**2**).

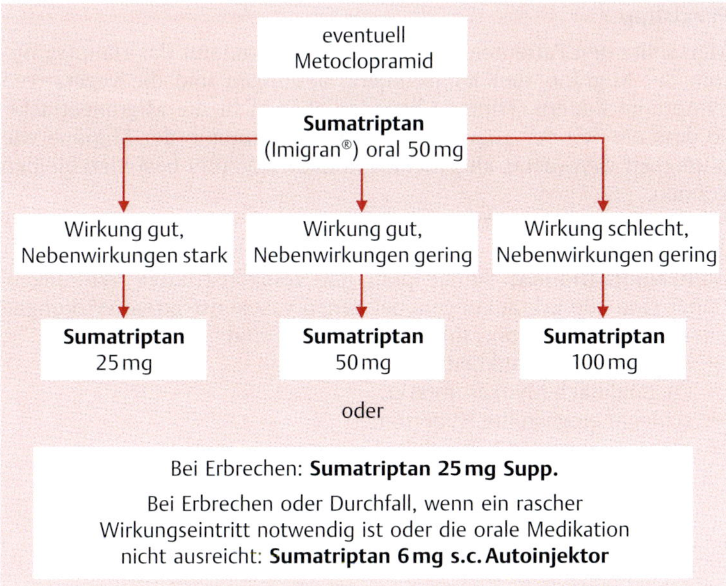

Abb. 5.**2** Therapie der akuten Migräneattacke (II).

Nebenwirkungen: Häufige Nebenwirkungen sind Hitzegefühl und Parästhesien, ein Schweregefühl in Armen und Beinen, Müdigkeit, unsystematisches Schwächegefühl und unsystematischer Schwindel (Einzelheiten siehe Tab. 5.**7**, s. S. 34). Seltener und unangenehmer sind ein Engegefühl im Bereich der Brust und im Bereich des Halses. Dieses sollte nicht mit Angina-pectoris-Symptomen verwechselt werden.

Praxistipp

Patienten sollten grundsätzlich über die möglichen Nebenwirkungen von 5-HT-Agonisten aufgeklärt werden. Sie sind dann sehr viel eher bereit, diese Nebenwirkungen zu tolerieren. Die Nebenwirkungen rufen dann auch weniger Angst hervor.

Nebenwirkungen treten nach den subkutanen Applikationen rascher auf, klingen allerdings auch rascher wieder ab.

Praxistipp

Man sollte den Patienten erklären, dass Triptane nur das Hauptsymptom der Migräne, den Kopfschmerz, beseitigen und die vegetativen Symptome lindern. Triptane beenden aber nicht die Migräneattacke, so dass ein Teil der zugrunde liegenden Symptome der Migräne wie Müdigkeit, Schwäche, allgemeines Krankheitsgefühl bestehen bleiben können.

Kontraindikationen: Sumatriptan hat vasokonstriktive Wirkungen. Daher sind alle Erkrankungen, bei denen vasokonstriktive Wirkungen unerwünscht sind, Kontraindikationen. Dies sind:

- koronare Herzkrankheit,
- Zustand nach Myokardinfarkt,
- schlecht eingestellte Hypertonie,
- nicht ausreichend behandelte Hypertonie,
- multiple vaskuläre Risikofaktoren (Bluthochdruck, Diabetes mellitus, Hypercholesterinämie, Rauchen, Übergewicht),
- Patienten mit TIA oder nach zerebralem Insult,
- Schwangerschaft,
- Stillzeit,
- Morbus Raynaud,
- arterielle Verschlusskrankheit der Beine,
- Leber- und Nierenfunktionsstörungen,
- häufige oder regelmäßige Einnahme von Ergotamin oder Dihydroergotamin.

Praxistipp

Sumatriptan und andere spezifische Migränemittel sollten nicht während der Aura gegeben werden. Dies aus folgenden Gründen:

1. Spezifische Migränemittel sind nicht in der Lage, die Aurasymptome zu beeinflussen.
2. Werden spezifische Migränemittel zu früh gegeben, sind sie nicht in der Lage, das Auftreten von Kopfschmerzen zu verhindern. Da es während der Migräneaura möglicherweise zu einer Minderperfusion des Kortex kommen kann, ist die zu frühe Gabe von spezifischen Migränemitteln möglicherweise gefährlich.

Wechselwirkungen: Aufgrund der möglichen Potenzierung der vasokonstriktiven Wirkung sollten Ergotamin und Dihydroergotamin nicht innerhalb von 24 Stunden nach Sumatriptan eingenommen werden. Umgekehrt soll nach der Einnahme von Sumatriptan ein Zeitintervall von 6–8 Stunden vergangen sein, bevor ein Mutterkornalkaloid gegeben wird. Weitere Interaktionen bestehen mit Monoaminoxidasehemmern. Ist deren Anwendung unabdingbar, sollte die Dosis von Sumatriptan halbiert werden.

Keine Wechselwirkungen bestehen mit Acetylsalicylsäure, Paracetamol, Ibuprofen, Metamizol, β–Rezeptorenblockern, Flunarizin, Cyclandelat, Valproinsäure, Pizotifen und Lisurid.

Praxistipp

Patienten, die gezielt nach schwerwiegenden Nebenwirkungen von Sumatriptan fragen, sollten darüber informiert werden, dass diese mit einer Häufigkeit von 1 : 1 Million auftreten und nur dann, wenn Kontraindikationen und Wechselwirkungen nicht beachtet werden.

Wiederauftreten von Kopfschmerzen: 40% aller Migräneattacken dauern länger als 12–16 Stunden. Da die Wirksamkeit aller Migränemittel zeitlich begrenzt ist, kann es nach ursprünglicher Wirkung eines Migränemittels auch eines Triptans zu einem erneuten Auftreten der Kopfschmerzen und der Begleiterscheinungen der Migräne kommen. In diesen Fällen können spezifische Migränemittel erneut mit Erfolg angewandt werden.

Anwendungsweise: Für die orale oder subkutane Anwendung von Sumatriptan bzw. die Gabe als Zäpfchen gibt es verschiedene Einsatzgebiete.

Orales Sumatriptan ist besonders geeignet bei folgender Migränecharakteristik:

- kein Erbrechen,
- lange Attacken (über 8 Stunden),
- Attacke beginnt langsam (langsamer Wirkungseintritt spielt keine Rolle),
- in den Ferien oder an Wochenenden (langsamer Wirkungseintritt spielt keine Rolle).

Subkutanes Sumatriptan kann gegeben werden bei:

- frühzeitigem Erbrechen,
- kurzer Attacke,
- wenn die Attacke schnell den Höhepunkt erreicht,
- am Arbeitsplatz.

Sumatriptan als Suppositorium:

- Übelkeit und Erbrechen,
- Angst vor Spritze,
- Tabletten nicht ausreichend wirksam.

Sumatriptan als Nasenspray:

- bei Übelkeit,
- Patienten, die kein Suppositorium anwenden wollen.

Praxistipp

Höchstdosis von Sumatriptan

pro Attacke:	Sumatriptan oral 200 mg
	Sumatriptan subkutan 12 mg
pro Monat:	Sumatriptan oral 10 × 100 mg
	Sumatriptan subkutan 10 × 6 mg
	Sumatriptan Supp. 10 × 25 mg

Gabe von spezifischen Migränemitteln und Alter: Im Moment besteht für Sumatriptan eine Altersgrenze von 18 Jahren. Klinische Studien zum Einsatz von Sumatriptan ab dem 12. Lebensjahr sind beendet und ergaben kein erhöhtes Risiko für 12- bis 18-Jährige. Bei Kindern sollte Sumatriptan allerdings nicht eingesetzt werden.

Jenseits des 65. Lebensjahres müssen vaskuläre Risikofaktoren und eine koronare Herzkrankheit ausgeschlossen werden. Beim erstmaligen Auftreten von Kopfschmerzen jenseits des 65. Lebensjahres sollte unter keinen Umständen Sumatriptan oder ein spezifisches Migränemittel gegeben werden, da zunächst eine symptomatische Ursache ausgeschlossen werden muss.

Zolmitriptan (AscoTop®/Zomig®)

Zolmitriptan ist ein Triptan der 2. Generation zur Behandlung akuter Migräneattacken von der Firma AstraZeneca. Es bindet an 5-HT_{1D}-Rezeptoren, die sich an Nervenendigungen des N. trigeminus finden und hemmt dort die Freisetzung von Neuropeptiden. Zolmitriptan bindet auch an 5-HT_{1B}-Rezeptoren, die in den Gefäßwänden sitzen und Vasokonstriktion vermitteln. Zolmitriptan gelangt im Gegensatz zu Sumatriptan über die Bluthirnschranke und bindet auch an zentralen Projektionen des Trigeminus im Hirnstamm. Seine orale Bioverfügbarkeit (40–46%) ist deutlich höher als die von Sumatriptan (15%). Daher wird eine niedrigere Dosis benötigt. Zolmitripan ist zugelassen zur Behandlung von Migränekopfschmerzen bei Attacken mit und ohne Aura.

Wirkung: Zolmitriptan 2,5 mg oral führte bei 62–65% der behandelten Migräneattacken nach 2 Stunden zu einer deutlichen Besserung der Kopfschmerzen oder zu Kopfschmerzfreiheit. Nach 1 Stunde wird dieser Effekt bei 40–45% der behandelten Migräneattacken erreicht (73% nach 4 Stunden). Zolmitriptan ist in Deutschland auch als 5-mg-Tablette für die Patienten erhältlich, bei denen 2,5 mg nicht ausreichend wirksam sind. Die Wirkung von Zolmitriptan ist unabhängig davon, wann die Substanz während der Migräneattacke eingenommen wird. Die Wirksamkeit von Zolmitriptan ist umso besser, je früher es in einer Migräneattacke eingenommen wird. Die Einnahme soll allerdings nur dann erfolgen, wenn der Patient sicher ist, dass es sich wirklich um eine Migräne und nicht um einen Spannungskopfschmerz handelt. Zolmitriptan bessert auch Übelkeit, Erbrechen, Lichtscheu, Lärmempfindlichkeit und das allgemeine Krankheitsgefühl. Zolmitriptan wirkt bei Migräneattacken während der Menstruation (menstruelle Migräne) genauso gut wie bei Attacken, die zu anderen Zeiten des Zyklus auftreten. Zolmitriptan erzielte auch bei Patienten, die nicht oder unzureichend auf Sumatriptan (p.o., s.c.), Ergotamin, Acetylsalicylsäure oder nichtsteroidale Antirheumatika ansprachen, Responderraten von 65–70%. In der Langzeitanwendung erwies sich Zolmitriptan in offenen Studien als zuverlässig. Bei einem Patientenkollektiv, das mehr als 30 Migräneattacken mit 5–10 mg Zolmitriptan behandelte, zeigte sich eine konsistente Wirksamkeit von > 80% bei der 1., 5., 15. und 30. Behandlung. Im Herbst 2002 wird Zolmitriptan als Nasenspray zugelassen. Die Dosis wird 5 mg betragen. Im Gegensatz zu Sumatriptan wird Zolmitriptan tatsächlich über die Nasenschleimhaut resorbiert Der Nasenspray ist wirksamer und schneller wirksam als die Tablette. Die Wirkung setzt bereits innerhalb von 15 Minuten ein. Die Besserung der Kopfschmerzen 2 Stunden nach der Applikation beträgt 70% und schmerzfrei nach 2 Stunden sind 36% der Patienten.

Praxistipp

Die initiale Dosis von Zolmitriptan beträgt 2,5 mg. Ist diese Dosis bei 2 konsekutiven Attacken nicht ausreichend wirksam, sollte eine Dosis von 5 mg versucht werden. Ist auch dies nicht ausreichend wirksam, kann eine Kombination mit einem Antiemetikum versucht werden. Zolmitriptan Nasenspray 5 mg ist schneller wirksam (Wirkeintritt innerhalb von 15 min) als die Tablette. Der Nasenspray eignet sich auch insbesondere für Patienten mit Übelkeit und Erbrechen während der Migräneattacke. Die Schmelztablette (AscoTop Schmelztablette [D], Zomig Rapimelt [A], Zomig oro [CH]) ist ideal für Migränepatienten, die viel reisen oder ihr Migränemittel diskret einnehmen wollen, da sich die Schmelztablette ohne Zufuhr von Flüssigkeit im Mund auflöst.

Nebenwirkungen: Die häufigsten Nebenwirkungen von Zolmitriptan finden sich in Tab. 5.**8**.

Tab. 5.**8** Nebenwirkungen von 2,5 und 5 mg Zolmitriptan im Vergleich zu Plazebo

Nebenwirkung	Zolmitriptan (%) 2,5 mg	5 mg	Plazebo (%)
Übelkeit	9	6	4
unsystematischer Schwindel	8	9	4
Somnolenz	6	8	3
Parästhesien	6	8	1
Wärmegefühl	4	5	2
Mundtrockenheit	3	3	2
Schwächegefühl	3	9	3

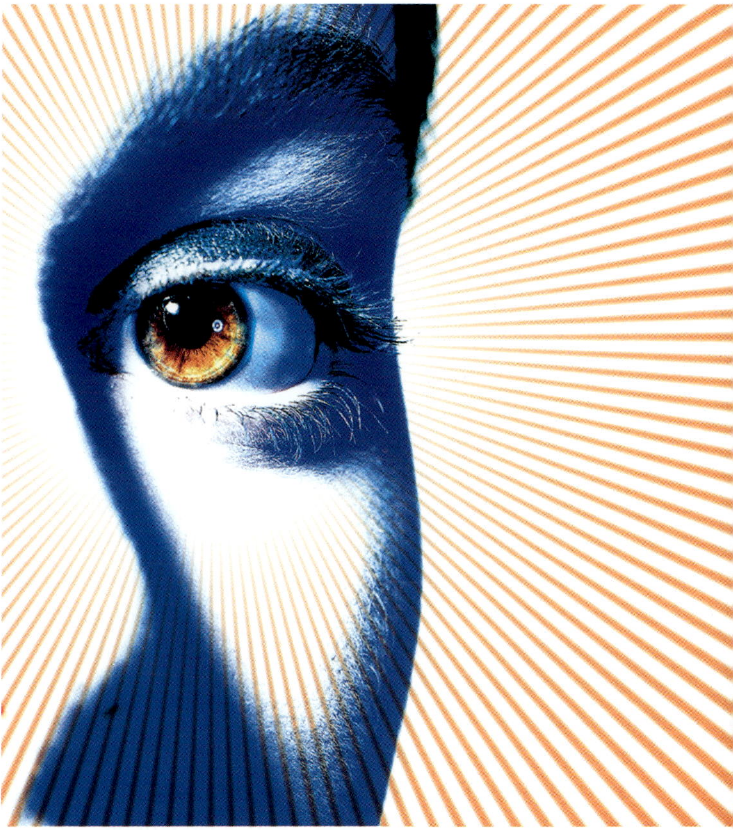

Kurzinformation

Kurzinformation AscoTop 2,5mg / 5mg / 2,5mg Schmelztabletten:
Wirkstoff: Zolmitriptan
Verschreibungspflichtig.
Zusammensetzung:
AscoTop® 2,5mg: 1 Filmtablette enthält 2,5mg Zolmitriptan
AscoTop® 5mg: 1 Filmtablette enthält 5mg Zolmitriptan
AscoTop® 2,5mg Schmelztabletten: 1 Schmelztablette enthält 2,5mg Zolmitriptan
Sonstige Bestandteile:
AscoTop® 2,5mg / 5mg: Lactose, mikrokristalline Cellulose, Natrium-carboxymethylstärke (Typ A), Magnesiumstearat, Hypromellose, Macrogol (400 und 8000), Eisenoxidhydrat (E 172) (gelb, AscoTop 2,5mg), Eisen (III)-oxid (E 172) (rot, AscoTop 5mg), Titandioxid (E 171);
AscoTop® 2,5mg Schmelztabletten: Aspartam, Citronensäure, hochdisperses Siliciumdioxid, Crospovidon, Magnesiumstearat, D-Mannitol, mikrokristalline Cellulose, Orangenaroma SN027512, Natriumhydrogencarbonat
Anwendungsgebiet: Akutbehandlung von Migränekopfschmerzen mit oder ohne Aura.
Gegenanzeigen: Bekannte Überempfindlichkeit gegen Zolmitriptan oder einen der sonstigen Bestandteile, bei mittelschwerem bis schwerem Bluthochdruck sowie bei leichtem nicht ausreichend behandeltem Bluthochdruck. AscoTop® 2,5mg / AscoTop® 5mg / AscoTop® 2,5mg Schmelztabletten sollte nicht eingenommen werden nach einem Herzinfarkt oder bei Erkrankungen der Herzkranzgefäße, Verkrampfungen der Herzkranzgefäße (Prinzmetal-Angina), arterieller Verschlusskrankheit oder bei Beschwerden und Krankheitszeichen, die auf eine Erkrankung der Herzkranzgefäße hindeuten. AscoTop® 2,5mg / AscoTop® 5mg / AscoTop® 2,5mg Schmelztabletten darf nicht gleichzeitig mit Ergotamin oder ergotaminverwandten Substanzen (einschließlich Methysergid), Sumatriptan oder Naratriptan und anderen 5HT1B/1D-Agonisten eingenommen werden. Bei Patienten, die einen Schlaganfall erlitten haben, oder bei Patienten mit transitorischen ischämischen Attacken sowie bei eingeschränkter Nierenfunktion (Kreatinin-Clearance < 15

In seltenen Fällen kommt es zu einem Enge- oder Druckgefühl im Bereich der Brust und des Halses. Gelegentlich werden auch Muskelschmerzen und eine subjektive Muskelschwäche beobachtet. Alle Nebenwirkungen klingen rasch ab. Bisher sind keine lebensbedrohlichen oder schwerwiegenden Nebenwirkungen bekanntgeworden. Dies liegt aber daran, dass in den klinischen Studien Risikopatienten ausgeschlossen wurden. Eine Behandlung mit Zolmitriptan sollte nur erfolgen, wenn die Diagnose einer Migräne gesichert ist.

Kontraindikationen: Es gelten dieselben Kontraindikationen wie bei Sumatriptan. Patienten, die unter ausgeprägten Aurasymptomen leiden, und Patienten mit Basilarismigräne sollten kein Zolmitriptan erhalten.

Wechselwirkungen: Es finden sich keine Interaktionen mit Analgetika, Antidepressiva und oralen Antikonzeptiva. Die Pharmakokinetik von Zolmitriptan wird durch Ergotamin nicht beeinflusst. Da die vasokonstriktiven Nebenwirkungen sich potenziell gegenseitig verstärken könnten, sollte eine Behandlung mit Ergotamin oder mit anderen 5-HT-Agonisten in einem 6-Stunden-Intervall vermieden werden. Wechselwirkungen mit den gängigen Migräneprophylaktika (β-Rezeptorenblocker, Pizotifen, DHE) wurden nicht beobachtet. Zolmitriptan sollte frühestens 24 Stunden nach der Gabe ergotaminhaltiger Migränemittel angewendet werden.

Wiederauftreten von Kopfschmerzen: Nach Gabe von Zolmitriptan kann es ebenfalls zum Wiederauftreten der Migränekopfschmerzen kommen, wenn die Attacke länger dauert als die Wirkung von Zolmitriptan. Dies ist bei etwa 30% der Migräneattacken der Fall. Die „Rückfallquote" scheint damit niedriger zu liegen als bei Sumatriptan (ca. 40%). Kommt es zum Wiederauftreten der Kopfschmerzen („secondary treatment failure"), ist eine erneute Dosis von Zolmitriptan erneut wirksam (Abb. 5.**3**). Innerhalb von 24 Stunden sollte aber eine kumulative Dosis von 10 mg nicht überschritten werden.

Praxistipp

Höchstdosis von Zolmitriptan
pro Attacke: 10 mg
pro Monat: 10 × 5 mg

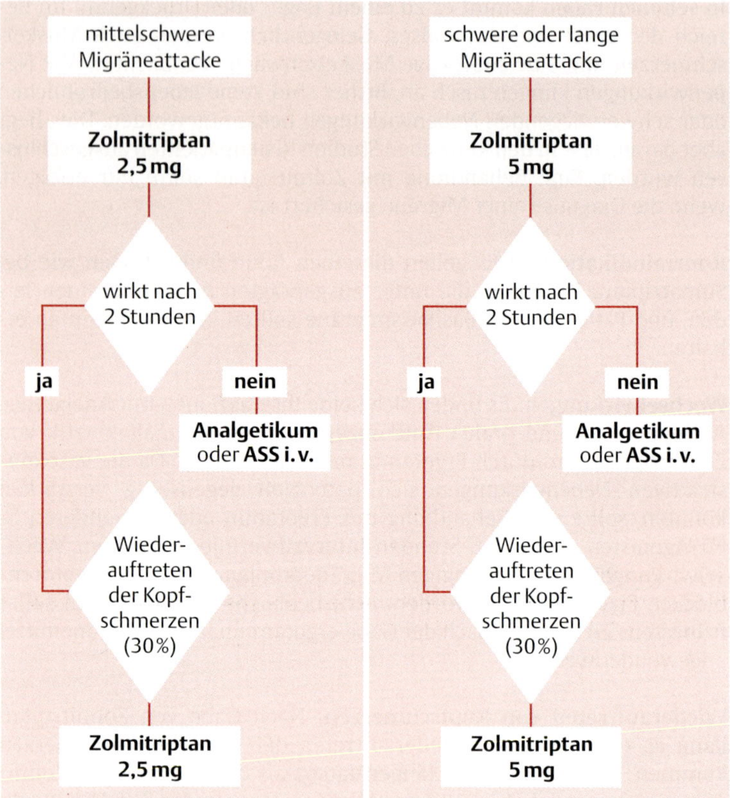

Abb. 5.**3** Therapie der akuten Migräneattacke (III).

Praxistipp

Patienten, die nicht auf Sumatriptan ansprechen, können durch den zentralen Angriffspunkt durchaus auf Zolmitriptan positiv reagieren. Haben drei konsekutive Attacken auf Zolmitriptan nicht angesprochen, ist eine Wirkung in der Zukunft unwahrscheinlich.

Naratriptan (Naramig®)

Naratriptan hat denselben Wirkungsmechanismus wie Sumatriptan. Es ist theoretisch stärker wirksam und wird schneller aus dem Darm resorbiert. Daher ist die orale Dosis deutlich geringer als bei Sumatriptan. Ziel der Entwicklung war, ein Migränemittel zu finden, das deutlich weniger Nebenwirkungen als Sumatriptan hat und nur unwesentlich weniger wirksam ist.

Naratriptan gibt es als Tablette mit 2,5 mg (zum Vergleich: Sumatriptan 50 oder 100 mg). Die Wirksamkeit ist geringer als bei anderen Triptanen. So haben bei Naratriptan 66–68% aller Patienten nach 4 Stunden keine oder nur noch geringe Kopfschmerzen, bei Sumatriptan sind dies 75–77%. Ist eine Tablette Naratriptan nicht ausreichend wirksam, können bei guter Verträglichkeit auch 2 Tabletten versucht werden. Naratriptan dämpft wie Sumatriptan auch Übelkeit, Erbrechen, Lichtscheu und Lärmempfindlichkeit.

Bei Naratriptan kommt es ebenfalls bei einem Teil der Patienten zum Wiederauftreten der Kopfschmerzen („headache recurrence"), nachdem das Medikament zunächst gut gewirkt hat. Die Häufigkeit ist mit 19% der behandelten Attacken aber geringer als mit Sumatriptan (36%). Kommt es erneut zu Kopfschmerzen, können diese, wenn sie leicht sind, mit Acetylsalicylsäure, wenn sie schwer sind, mit einer weiteren Dosis Naratriptan behandelt werden.

Praxistipp

Welche Patienten sollten mit Naratriptan behandelt werden?
- Patienten mit mittelschweren Migräneattacken,
- Patienten mit langen Attacken, bei denen es regelmäßig zum Wiederauftreten von Kopfschmerzen unter Sumatriptan kommt,
- Patienten, die auf Sumatriptan mit ausgeprägten Nebenwirkungen reagieren,
- Patienten, die Angst vor Nebenwirkungen haben.

Nebenwirkungen sind seltener und leichter als bei Sumatriptan. Die häufigsten Nebenwirkungen sind in Prozent: Müdigkeit (4%), Kribbeln der Haut (2%), Engegefühl im Brustkorb oder am Hals (weniger als 1%). Naratriptan hat keinen Einfluss auf den Blutdruck und führt zu keinen Veränderungen im EKG. Häufige Nebenwirkungen sind Hitzegefühl und Parästhesien, ein Schweregefühl in Armen und Beinen, Müdigkeit, unsystematisches Schwächegefühl, unsystematischer Schwindel (Einzelheiten siehe Tab. 5.**5**, s. S. 30). Seltener und unangenehmer sind ein Engegefühl im Bereich der Brust und im Bereich des Halses. Dieses sollte nicht mit Angina-pectoris-Symptomen verwechselt werden.

Praxistipp

Patienten sollten grundsätzlich über die möglichen Nebenwirkungen von 5-HT-Agonisten aufgeklärt werden. Sie sind dann sehr viel eher bereit, diese Nebenwirkungen zu tolerieren. Die Nebenwirkungen rufen dann auch weniger Angst hervor.

Tab. 5.**9** Therapie der akuten Migräneattacke mit 5-HT-Agonisten, Teil 2 (Reihenfolge nach dem Jahr der Zulassung)

Substanzen		Dosis	Nebenwirkungen	Kontraindikationen
Rizatriptan (z. B. Maxalt®)	↑↑	10 mg p.o. oder als Schmelztablette	wie Sumatriptan	wie Sumatriptan, Dosis 5 mg bei Einnahme von Propranolol
Almotriptan (z. B. Almogran®)	↑↑	12,5 mg p.o.	etwas geringer als Sumatriptan	wie Sumatriptan
Eletriptan (z. B. Relpax®)	↑↑	20, 40 mg p.o.	wie Sumatriptan	wie Sumatriptan

↑↑ Aussage zur Wirksamkeit wird gestützt durch mehrere adäquate, valide klinische Studien (z. B. randomisierte klinische Studien) bzw. durch eine oder mehrere valide Metaanalysen oder systematische Reviews. Positive Aussage gut belegt.

5.2.5 Rizatriptan (Maxalt®)

Rizatriptan ist ein weiteres Triptan, das es in Dosierungen von 10 und 5 mg gibt (Tab. 5.**9**).

Wirkung: In klinischen Studien reduzierten 10 mg Rizatriptan die Kopfschmerzen bei 60 – 70 % der Patienten und die 5-mg-Dosis bei 50 – 60 %. Die entsprechende Plazeboquote lag bei 35 %. 10 mg Rizatriptan haben eine gute Konsistenz. Die Wiederauftretensrate von Kopfschmerzen lag in den Rizatriptanstudien zwischen 30 und 40 %. Eine zweite Dosis von Rizatriptan kann das Wiederauftreten der Kopfschmerzen erfolgreich behandeln. In mehreren Vergleichsstudien wurden 5 und 10 mg Rizatriptan verglichen. Hier waren 10 mg signifikant wirksamer als 5 mg. Schmerzfrei nach zwei Stunden waren zwischen 40 und 42 % der Patienten mit 10 mg Rizatriptan verglichen mit 25 bis 33 % mit 5 mg.

Direkte Vergleichsstudien liegen zu Sumatriptan, Naratriptan und Zolmitriptan vor. In diesen Studien wurde als primäres Zielkriterium der Zeitpunkt erfaßt, zu dem erstmals eine signifikante Besserung der Kopfschmerzen bestand. Für diesen Parameter waren 10 mg Rizatriptan signifikant besser wirksam als 100 mg Sumatriptan. Der Wirkungseintritt war bei Rizatriptan etwas schneller als bei Sumatriptan. In einer Vergleichsstudie mit Zolmitriptan ergab sich kein wesentlicher Unterschied in der Wirksamkeit für die Besserung der Kopfschmerzen nach 2 Stunden. Rizatriptan war allerdings signifikant besser und schneller wirksam als 2,5 mg Naratriptan. Schmerzfrei nach 2 Stunden waren 45 % der Patienten nach 10 mg Rizatriptan (n = 201), 21 % mit 2,5 mg Naratriptan (n = 213) und 8 % mit Plazebo (n = 107).

Anwendung: Rizatriptan steht zur Verfügung als Tablette und als Schmelztablette. Zwischen den beiden Anwendungsformen ergeben sich keine Unterschiede bzgl. der Wirksamkeit und der Verträglichkeit. Einzeldosen sollten mindestens 2 Stunden auseinander liegen, innerhalb von 24 Stunden sollten nicht mehr als 2 Dosen eingenommen werden. Patienten, die mit Propranolol behandelt werden, sowie Patienten mit leicht oder mäßig eingeschränkter Nieren- oder Leberfunktion sollten mit 5 mg Rizatriptan behandelt werden. Der Einsatz von Rizatriptan bei Kindern unter 12 Jahren wird nicht empfohlen, da keine Daten vorliegen. Die Wirksamkeit von Rizatriptan bei Patienten unter 18 Jahren konnte nicht nachgewiesen werden. Daher wird der Einsatz auch hier nicht empfohlen.

Nebenwirkungen: In kontrollierten klinischen Studien traten am häufigsten Schwindel, Schläfrigkeit, Schwäche/Müdigkeit auf. Weitere Nebenwirkungen (Inzidenz > 1 %) waren: Bauch- oder Brustschmerzen, Herzklopfen, Tachykardie, Übelkeit, Erbrechen, trockener Mund, Durchfall, Verdauungsstörung, Durst, Nackenschmerzen, Steifigkeit, Schweregefühl oder Verspannungen in bestimmten Körperregionen, Muskelschwäche, Parästhesien. Ebenfalls beobachtet und extrem selten waren: Schwellung der Zunge, Hautausschlag, toxische epidermale Nekrolyse (Lyell-Syndrom), Geschmacksstörung/schlechter Geschmack.

Gegenanzeigen: Rizatriptan ist kontraindiziert bei: Überempfindlichkeit gegenüber Rizatriptan oder einem Bestandteil des Präparates, gleichzeitiger Verabreichung von MAO-Hemmern oder innerhalb von 2 Wochen nach Absetzen einer MAO-Hemmer-Therapie, schwerer Leber- oder Nierenfunktionsstörung, Patienten mit einem zerebrovaskulären Ereignis oder einer TIA in der Krankheitsgeschichte, mäßiger, schwerer oder unbehandelter leichter Hypertonie, manifester koronarer Herzerkrankung, Anzeichen/Symptome einer ischämischen Herzerkrankung oder Prinzmetal-Angina, peripherer Gefäßerkrankung, gleichzeitiger Verabreichung von Ergotamin, Ergotaminderivaten oder anderen 5-$HT_{1B/1D}$-Rezeptoren.

Wechselwirkungen: Rizatriptan wird überwiegend über das Monoaminoxidase-Isoenzym A metabolisiert. Die Plasmakonzentrationen von Rizatriptan und seinem aktiven N-Monodesmethyl-Metaboliten waren bei gleichzeitiger Gabe eines selektiven, reversiblen MAO-A-Inhibitors erhöht. Ähnliche oder stärkere Effekte sind mit nicht selektiven irreversiblen MAO-Hemmern zu erwarten. Die Plasmakonzentration von Rizatriptan kann bei gleichzeitiger Verabreichung von Propranolol erhöht sein. In einer Interaktionsstudie führten Nadolol und Metoprolol nicht zu einer Veränderung der Plasmakonzentrationen von Rizatriptan. In-vitro-Studien ergaben keinen Einfluss von Timolol und Atenolol auf den Metabolismus von Rizatriptan.

Almotriptan (Almogran®)

Almotriptan steht nur in oraler Form in einer Dosis von 12,5 mg zur Verfügung (Tab. 5.**9**). Es ist in etwa so wirksam wie Sumatriptan, hat aber weniger Nebenwirkungen.

Wirksamkeit: Die Besserung der Kopfschmerzen nach 2 Stunden beträgt 50–65 %. Schmerzfrei nach 2 Stunden sind 30–40 %. Die Häufigkeit wiederauftretender Kopfschmerzen lieg bei 30 %. In einer Vergleichsstudie wurden 12,5 und 25 mg Almotriptan mit 100 mg Sumatriptan oral verglichen. Hier ergab sich kein Unterschied in der Wirksamkeit zwischen Almotriptan und Sumatriptan. Die Nebenwirkungen waren allerdings bei Almotriptan geringer.

Anwendung: Die empfohlene Dosis ist 1 Tablette mit 12,5 mg Almotriptan. Eine zweite Dosis kann eingenommen werden, wenn die Substanz initial erfolgreich war und innerhalb von 24 Stunden die Migränesymptome erneut auftreten. Ist die erste Dosis wirkungslos, sollte in derselben Attacke keine zweite Dosierung eingenommen werden. Innerhalb von 24 Stunden sollten nicht mehr als zwei Dosierungen genommen werden.

Nebenwirkungen: Die häufigsten Nebenwirkungen waren Schwindel, Müdigkeit und Benommenheit. Die Häufigkeit der Nebenwirkungen liegt bei etwa 1,5%.

Gegenanzeigen: Wie alle 5-$HT_{1B/1D}$-Rezeptoragonisten darf Almotriptan bei Patienten mit arteriellen Verschlusskrankheiten oder nicht behandelter Hypertonie nicht gegeben werden. Almotriptan darf auch nicht zusammen mit Mutterkornalkaloiden und anderen Triptanen gegeben werden. Erfahrungen bei Kindern und Jugendlichen liegen noch nicht vor, ebenso sind Schwangerschaft und Stillzeit Kontraindikationen.

Wechselwirkungen: In den bisher durchgeführten Studien ergaben sich keine Hinweise von Wechselwirkungen mit Monoaminoxidase-A-Hemmern, Betablockern, Serotonin, Serotoninwiederaufnahmehemmern, Mutterkornalkaloiden, Kalziumantagonisten oder Hemmer der Zytochrom-P450-Isoenzyme 3A42D6.

Eletriptan (Relpax®)

Eletriptan wurde gegenüber dem Sumatriptanmolekül so verändert, dass eine besonders hohe Affinität an dem 5-$HT_{1B/1D}$-Rezeptoren besteht. Darüber hinaus hat Eletriptan eine deutliche vasokonstriktive Wirkung an intrakraniellen Blutgefäßen, aber nur eine geringere an den Koronararterien. Eletriptan wird oral rasch resorbiert und die mittlere Zeit bis zur max. Plasmakonzentration beträgt eine Stunde. Die orale Bioverfügbarkeit beträgt 50%.

Wirkung: In Dosisfindungsstudien zeigte sich, dass 20, 40 und 80 mg Eletriptan signifikant besser wirksam sind als Plazebo. In einer Studie wurden 20, 40 und 80 mg Eletriptan mit 100 mg Sumatriptan und Plazebo verglichen. Die Besserung der Kopfschmerzen nach zwei Stunden betrugen für 20 mg Eletriptan 54%, für 40 mg 60%, für 80 mg 66%, für 100 mg Sumatriptan 55% und für Plazebo 24%. 40 mg Eletriptan war signifikant besser wirksam als Sumatriptan 100 mg. Schmerzfrei nach zwei Stunden waren: 29% nach 40 mg Eletriptan, 23% nach 100 mg Sumatriptan, 36% nach Plazebo. Wiederauftretende Kopfschmerzen wurden bei 28% und 34% nach 20 und 40 mg Eletriptan beobachtet und 33% der Patienten hatten wiederkehrende Kopfschmerzen nach 100 mg Sumatriptan. Insgesamt besteht eine lineare Beziehung zwischen der Dosis Eletriptan und der Wirkung, dies zeigt sich allerdings auch bei den Nebenwirkungen. In einer weiteren Vergleichsstudie mit 2 mg Ergotamin und 200 mg Koffein war 40 mg Eletriptan signifikant wirksamer als Cafergot.

Anwendung: Filmtabletten der Stärken 20 mg und 40 mg zur oralen Anwendung. Die Einnahme sollte möglichst früh erfolgen, aber auf jeden Fall erst nach Beginn der Kopfschmerzphase des Migräneanfalls. Die übliche Standarddosis ist 40 mg. Bei unzureichender Wirksamkeit kann eine Folgeattacke mit 2 × 40 mg behandelt werden. Ein Wiederkehrkopfschmerz (Recurrence) ist selten, kann aber bei Bedarf mit einer zweiten Dosis gleicher Stärke behandelt werden (Mindestabstand zur Erstdosis: 2 Stunden). Die Maximaldosis innerhalb von 24 Stunden beträgt 160 mg. Bei älteren Patienten (> 65 Jahre) sowie bei leichter bis mäßiger Niereninsuffizienz wird eine initiale Dosis von 20 mg empfohlen; die maximale Einzeldosis beträgt 40 mg.

Nebenwirkungen: Die Inzidenz von Nebenwirkungen liegt für die 20-mg-Dosierung auf Plazeboniveau. Am häufigsten wurden in klinischen Studien Schwächegefühl, Somnolenz, Schwindelgefühl und Übelkeit beobachtet. Weitere unerwünschte Ereignisse (in einer Häufigkeit von mindestens 1 % oder häufiger als unter Plazebo): Brustsymptome, Bauchschmerzen, Rückenschmerzen, Schüttelfrost, Schwitzen, Parästhesien, Gefühl der Steifheit, Kopfschmerz, Hypästhesie, Vertigo, Mundtrockenheit, Engegefühl im Hals, Dyspepsie, Wärmegefühl, Flush. Die Migräne an sich und die Behandlung mit Eletriptan können bei manchen Patienten zu Schläfrigkeit und Schwindelgefühl führen.

Gegenanzeigen: Es gibt keine Daten über die Anwendung bei Schwangeren, deshalb strenge Nutzen-Risiko-Abwägung. Eletriptan wird nur in geringem Maße in die Brustmilch ausgeschieden (s.o. Verteilung); trotzdem sollte Vorsicht bei der Anwendung in der Stillzeit walten und es sollte innerhalb von 24 Stunden nach der Einnahme nicht gestillt werden, um die Exposition des Kindes zu minimieren. Der Einsatz bei Kindern und Jugendlichen (unter 18 Jahren) wird nicht empfohlen. Weitere Kontraindikationen sind: schwere Leber- oder Nierenfunktionseinschränkung, therapeutisch nicht kontrollierte Hypertonie, nachgewiesene koronare Herzkrankheit, einschließlich ischämischer Herzerkrankungen (Angina pectoris, Myokardinfarkt in der Anamnese oder nachgewiesene stille Ischämie), objektive oder subjektive Symptome einer ischämischen Herzerkrankung, Prinzmetal-Angina, klinisch bedeutsame Herzrhythmusstörungen oder Herzversagen, periphere Gefäßerkrankungen, zerebrovaskuläre (CVA) oder transiente ischämische Attacken (TIA) in der Vorgeschichte, gleichzeitige Anwendung von Ergotamin, Ergotaminderivaten (einschließlich Methysergid) oder anderen 5-HT_1-Rezeptoragonisten. Nicht für die Behandlung einer hemiplegischen oder Basilaris-Migräne.

Wechselwirkungen: Bei gleichzeitiger Anwendung von potenten CYP3A4-Inhibitoren (z. B. Ketoconazol, Itraconazol, Erythromycin, Clarithromycin) Dosisreduktion (20 mg als Einzeldosis, Tageshöchstdosis 40 mg). Eine formale Interaktionsstudie mit Propranolol ergab keine klinisch relevanten Interaktionen. Aus den durchgeführten klinischen Studien ergab sich kein Hinweis auf Interaktionen mit anderen Betablockern, trizyklischen Antidepressiva, SSRIs, Methysergid und Flunarizin.

Welche Patienten sollten mit spezifischen Migränemitteln (5-$HT_{1D/1B}$-Agonisten) behandelt werden?

Der Einsatz von Triptanen ist gerechtfertigt, wenn:
- Schmerzmittel plus Antiemetika oder Ergotamin plus Antiemetika unwirksam sind,
- Ergotamintartrat zu Erbrechen führt,
- der Patient im Rahmen seines Berufes auf einen schnellen und zuverlässigen Wirkungseintritt angewiesen ist.

Welche Patienten sollten nicht mit Triptanen behandelt werden?

Patienten mit Kontraindikationen, insbesondere Gefäßerkrankungen, dürfen keine Triptane bekommen. Obwohl in den Schwangerschaftsregistern bisher keine teratogenen Wirkungen der Triptane beobachtet wurden, stellt die Schwangerschaft eine Kontraindikation dar. Triptane sollen nicht gegeben werden, solange die Aurasymptome einer Migräne mit Aura anhalten.

5.2.5 Andere Migränemittel

Viele in Deutschland im Handel befindliche Migräne- und Kopfschmerzmittel sind Mischpräparate, die neben Analgetika und Ergotamin oder Dihydroergotamin andere nicht sinnvolle Substanzen enthalten.

Fast alle Migränemittel enthalten Koffein. Patienten können allerdings problemlos während der Attacke feststellen, ob sie die Wirkung ihres Schmerz- oder Migränemittels durch Trinken einer oder zwei Tassen Kaffee verbessern können. Bei Patienten, die Koffein nicht gewohnt sind, verhindert es häufig den gewünschten Schlaf. Bei regelmäßiger Einnahme von Koffein kann es nach Absetzen zum Auslösen von Kopfschmerzen oder einer Migräneattacke kommen.

Einige Migränemittel enthalten immer noch Codein. Opioide sind generell bei der Migräne sehr schlecht wirksam. Bei längerer und häufiger Einnahme kann Codein zu psychischer Gewöhnung und Abhängigkeit führen. Codein ist darüber hinaus in der Lage, Kopfschmerzen zu induzieren.

Andere Migränemittel enthalten Antihistaminika, Spasmolytika und Aminophenolderivate. Diese Substanzen sind entweder unwirksam oder bezüglich ihrer Wirkung bei der Migräne nie ausreichend untersucht worden.

5.2.6 Behandlung von Migräneattacken im ärztlichen Notdienst und in der Notaufnahme des Krankenhauses

Patienten, die den Notdienst rufen oder die Notaufnahme eines Krankenhauses aufsuchen, haben in der Regel bereits erfolglos eine orale Medikation versucht. Sie erwarten in diesen Fällen zu Recht eine parenterale Therapie.

Für die Akutbehandlung von schweren Migräneattacken durch den Arzt stehen die folgenden Optionen zur Verfügung (Abb. 5.**4**):

1. Acetylsalicylsäure 500 – 1000 mg i. v. (Aspisol®) entweder langsam injiziert oder als Kurzinfusion. Bei bestehender Übelkeit oder bei Erbrechen gleichzeitige Gabe von 10 – 20 mg Metoclopramid.
2. 1 – 2 mg Dihydroergotamin subkutan oder intramuskulär. Dihydroergotamin sollte immer mit einem Antiemetikum kombiniert werden, da die Hauptnebenwirkung Übelkeit und Erbrechen ist. Für die parenterale Injektion von Dihydroergotamin gelten dieselben Kontraindikationen wie für die subkutane Applikation von Sumatriptan.

Metoclopramid
(Paspertin®) 10 mg i. v.

+

Acetylsalicylsäure 500 – 1000 mg
i. v. (z. B. Aspisol®)

oder

Dihydroergotamin
(z. B. Dihydergot®)
1 – 2 mg s.c., i. m. oder i. v.

oder

Sumatriptan (z. B. Imigran®) 6 mg s. c.

oder

Metazimol, z. B. Novalgin®
500 – 100 mg langsam i. v.
Vorsicht: Schockgefahr

Abb. 5.**4** Therapie der akuten Migräneattacke durch den Arzt.

3. Die dritte Möglichkeit besteht in der subkutanen Gabe von Sumatriptan 6 mg, wenn nicht schon zuvor Ergotamintartrat, Dihydroergotamin oder orales Sumatriptan angewandt wurden.
4. Als vierte Option besteht die Möglichkeit, Metamizol 500 – 1000 mg ganz langsam intravenös zu injizieren. Zu dieser Indikation liegen in der Zwischenzeit auch plazebokontrollierte Studien vor. Bei zu rascher Injektion kann es zu einem abrupten Blutdruckabfall und einem anaphylaktischen Schock kommen.

Kontraindiziert in dieser Situation ist die Gabe von Opioiden, da diese bei schweren Migräneattacken nicht ausreichend wirksam sind.

Vorteil der parenteralen Applikation von Acetylsalicylsäure ist die im Vergleich zu Sumatriptan ebenbürtige Wirksamkeit mit deutlich geringeren Nebenwirkungen. Acetylsalicylsäure kann auch bei fremden Patienten appliziert werden, deren Risikofaktorenprofil nicht bekannt ist. Anamnestisch ausgeschlossen werden müssen lediglich Asthma bronchiale und eine Allergie gegen Acetylsalicylsäure.

Zusammenfassung

1. Leichte Migräneattacken werden durch Einnahme eines Antiemetikums in Kombination mit Schmerzmitteln wie Acetylsalicylsäure, Paracetamol oder Ibuprofen behandelt.
2. Bei mittelschweren und schweren Attacken werden spezifische Migränemittel wie die Triptane verabreicht.
3. Die Zahl der pro Monat applizierten Dosen muss von vornherein festgelegt werden. Kommt der Patient mit der vorgegebenen Höchstdosis pro Monat nicht aus, muss eine Migräneprophylaxe eingeleitet werden.
4. Mischpräparate sind nur dann indiziert, wenn zuvor eindeutig belegt wurde, dass Monosubstanzen in ausreichender Dosierung nicht wirksam sind und Mischpräparate im Gegensatz dazu eindeutig wirksam sind. Mischpräparate enthalten ein höheres Risiko, einen medikamenteninduzierten Dauerkopfschmerz hervorzurufen.

5.3 Migräneprophylaxe

5.3.1 Indikation

Die Indikation zur Migräneprophylaxe besteht, wenn 3 oder mehr Migräneattacken pro Monat auftreten, die nicht ausreichend behandelbar sind. Außerdem sollte die Migräneprophylaxe eingeleitet werden:

- wenn regelmäßig Attacken mit einer Dauer von über 48 Stunden auftreten und es nach der Einnahme spezifischer Migränemittel regelmäßig zum Wiederauftreten der Kopfschmerzen kommt,
- bei unerträglicher Schmerzintensität,
- bei nicht tolerabler Nebenwirkung der Akuttherapie,
- bei gehäuften, lang dauernden Migräneauren.

5.3.2 Medikamentöse Migräneprophylaxe

Grundregeln der medikamentösen Migräneprophylaxe

1. Die möglichen Nebenwirkungen bei regelmäßiger Einnahme von Migräneprophylaktika müssen gegen die Häufigkeit und Schwere der Migräneattacken abgewogen werden.
2. Bei der medikamentösen Migräneprophylaxe kann der Behandlungserfolg frühestens nach 2–3 Monaten beurteilt werden.

3. Patientinnen und Patienten mit Migräne vertragen die meisten Medikamente schlechter als „normale“ Menschen. Deshalb empfiehlt es sich, bei einer Reihe von Migräneprophylaktika (z. B. β-Rezeptorenblocker, Serotoninantagonisten, Antikonvulsiva) mit einer niedrigen Dosis zu beginnen und die Dosis gemessen an den Nebenwirkungen langsam zu steigern.
4. Ist die medikamentöse Vorbeugung erfolgreich und es kommt zu einer mehr als 50%igen Reduktion der Häufigkeit und Schwere der Migräneattacken, sollte die Behandlung spätestens nach einem Jahr ausschleichend beendet werden. Nur so kann der Spontanverlauf der Migräne beurteilt werden. Treten die Migräneattacken dann in alter Häufigkeit und Schwere wieder auf, wird die medikamentöse Prophylaxe wieder aufgenommen.
5. Nach Absetzen der medikamentösen Migräneprophylaxe kann der prophylaktische Effekt durchaus noch einige Monate anhalten, bis die ursprüngliche Intensität und Häufigkeit der Migräneattacken wieder erreicht wird.
6. Die medikamentöse Prophylaxe ist sinnlos, solange die Betroffenen regelmäßig (täglich oder jeden 2. Tag) Schmerzmittel in Form von Misch- oder Kombinationspräparaten oder spezifische Migränemittel einnehmen.
7. Angewandt werden sollten nur Medikamente und Methoden mit wissenschaftlich erwiesener Wirksamkeit.

5.3.3 Migräneprophylaktika der 1. Wahl

Die hier aufgeführte Reihenfolge der Migräneprophylaktika resultiert aus Zahl und Qualität plazebokontrollierter Studien und Vergleichsstudien der genannten Substanzen und dem positiven Wirkungs-/Nebenwirkungs- bzw. Risikoprofil in der täglichen Praxis. Eine Migräneprophylaxe wird üblicherweise als erfolgreich betrachtet, wenn die Häufigkeit der Migräneattacken um 50% oder mehr innerhalb eines Monats abnimmt. In Einzelfällen führen Migräneprophylaktika auch zu einer Reduktion der Schwere und Dauer der Migräneattacken (Abb. 5.**5**).

β-Rezeptorenblocker

Die Wirkung der β-Rezeptorenblocker in der Migräneprophylaxe wurde zufällig entdeckt. Sicher wirksam sind der nicht selektive β-Rezeptorenblocker Propranolol und der selektive β-Rezeptorenblocker Metoprolol. Auch Bisoprolol hat eine migräneprophylaktische Wirkung.

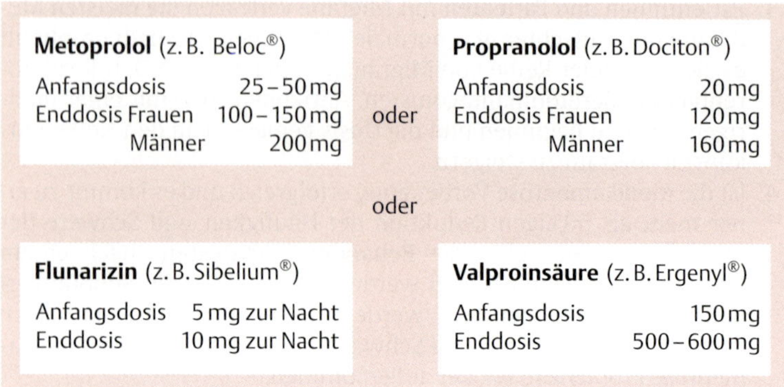

Abb. 5.**5** Migräneprophylaxe: Substanzen der 1. Wahl.

Die Dosis von Metoprolol liegt zu Beginn der Behandlung bei 25 – 50 mg am Tag. Die wirksame Dosis liegt bei Frauen meist zwischen 100 und 150 mg, bei Männern zwischen 150 und 200 mg. Bei Beginn der Behandlung wird die nichtretardierte Form gegeben, bei Erreichen der Zieldosis die retardierte Form.

Die Anfangsdosis von Propranolol liegt zwischen 20 und 40 mg. Die Dosis wird alle 3 – 6 Tage langsam gesteigert. Die Enddosis liegt bei Frauen zwischen 120 und 160 mg und bei Männern zwischen 160 und 200 mg. Die Nebenwirkungen sind umso geringer, je langsamer die Dosis erhöht wird.

Kontraindikationen (Einzelheiten siehe Tab. 5.**10**): Kontraindiziert sind β-Rezeptorenblocker bei Herzinsuffizienz, Reizleitungsstörungen mit AV-Block 2. und 3. Grades, Asthma bronchiale und Diabetes mellitus. Sie sollten nicht angewandt werden während der Stillzeit oder bei einer Psoriasis. Bei Beendigung der Migräneprophylaxe sollten β-Rezeptorenblocker langsam ausschleichend abgesetzt werden. Bei abruptem Absetzen kann es zu einer ausgeprägten Tachykardie kommen.

Nebenwirkungen: Bei zu rascher Dosissteigerung und bei zu hoher Dosis kann eine orthostatische Dysregulation auftreten. Weitere Nebenwirkungen sind Schlafstörungen entweder in Form von Einschlafstörungen oder von Albträumen. Bei Propranolol wie bei Metoprolol kann es zu einem Kältegefühl im Bereich der Extremitäten und zu Muskelkrämpfen kommen. Bei Patienten mit vorbestehender Depression kann es zu einer Verstärkung der Symptomatik kommen.

Praxistipp

Metoprolol/Propranolol sind besonders geeignet bei:
- nervösen Menschen,
- ängstlichen Menschen,
- Menschen mit Panikattacken,
- bestehendem essenziellen Tremor,
- behandlungsbedürftiger arterieller Hypertonie.

β-Rezeptorenblocker sind weniger ratsam bei:
- vorbestehender arterieller Hypotonie mit orthostatischer Dysregulation,
- Morbus Raynaud,
- Muskelkrämpfen,
- Potenzproblemen,
- Leistungssportlern (Herzfrequenz wird begrenzt).

Tab. 5.**10** Migräneprophylaktika mit gesicherter Wirkung

Substanzen (Beispiel)		Dosis	Nebenwirkungen	Kontraindikationen
Metoprolol (Beloc®)	↑↑	50 – 200 mg	häufig: Müdigkeit, arterielle Hypotonie gelegentlich: Schlafstörungen, Schwindel selten: Hypoglykämie, Bronchospasmus, Bradykardie, Magen-Darm-Beschwerden, Impotenz	absolut: AV-Block, Bradykardie, Herzinsuffizienz, Sick-sinus-Syndrom, Asthma bronchiale relativ: Diabetes mellitus, orthostatische Dysregulation, Depression
Propranolol (Dociton®)	↑↑	40 – 240 mg		
Bisoprolol (Concor®)	↑	5 – 10 mg		
Flunarizin (Sibelium®)	↑↑	5 – 10 mg	häufig: Müdigkeit, Gewichtszunahme gelegentlich: gastrointestinale Beschwerden, Depression selten: Hyperkinesen, Tremor, Parkinsonoid	absolut: fokale Dystonie, Schwangerschaft, Stillzeit, Depression relativ: M. Parkinson in der Familie
Valproinsäure (Ergenyl® chrono)	↑↑	500 – 600 mg	häufig: Müdigkeit, Schwindel, Tremor gelegentlich: Hautausschlag, Haarausfall, Gewichtszunahme selten: Leberfunktionsstörungen	absolut: Leberfunktionsstörungen, Schwangerschaft (Neuralrohrdefekte), Alkoholmissbrauch

↑, ↑↑ siehe Tab. 5.**5**, S. 30

Flunarizin

Flunarizin ist vergleichbar gut wirksam wie die β-Rezeptorenblocker. Es hat allerdings andere Nebenwirkungen und Kontraindikationen. Die bisherige Standardempfehlung für die Dosierung betrug 10 mg zur Nacht. Neuere Studien zeigen, dass insbesondere bei Frauen 5 mg zur Nacht oder 5 mg jede 2. Nacht wirksam sind.

Kontraindikationen sind ausgeprägtes Übergewicht, endogene Depression sowie Stillzeit. Flunarizin ist darüber hinaus kontraindiziert bei Familien mit juvenilem Parkinson-Syndrom und anderen extrapyramidal-motorischen Erkrankungen. **Nebenwirkungen** umfassen Müdigkeit, Appetitsteigerung und Gewichtszunahme insbesondere bei Frauen. In sehr seltenen Fällen kann es jenseits des 60. Lebensjahres zu einem medikamenteninduzierten Parkinsonoid kommen.

Praxistipp

Flunarizin ist besonders geeignet bei:
- Untergewicht,
- Schlafstörungen,
- anderen paroxysmalen Erkrankungen wie Epilepsie oder Morbus Ménière.

Flunarizin ist weniger geeignet bei:
- Übergewicht,
- vermehrtem Schlafbedürfnis und vermehrter Müdigkeit,
- depressiven Phasen.

Praxistipp

Die initiale Dosis von Flunarizin sollte bei Frauen 5 mg zur Nacht betragen. Kommt es zu anhaltender Müdigkeit oder Gewichtszunahme, wird die Dosis auf 5 mg jede 2. Nacht reduziert. Bei Männern sollten Tagesdosen zwischen 5 und 10 mg angewandt werden.

Valproinsäure

Die Valproinsäure ist von Haus aus ein Antiepileptikum. Sie ist auch in der Migräneprophylaxe wirksam. Angesichts der nicht unerheblichen Nebenwirkungen und der strengen Kontraindikationen sollte die Behandlung allerdings einem Neurologen oder Nervenarzt überlassen werden.

Die initiale Dosis beträgt 150 – 200 mg. Die Dosis wird langsam gesteigert. Die Enddosis liegt bei 500 – 600 mg. Nach Erreichen der Enddosis wird auf eine retardierte Form umgesetzt.

Nebenwirkungen sind Gewichtszunahme (bei manchen Frauen kontinuierlich), Hautausschlag, Haarausfall, Tremor und ein Anstieg der γ-GT bei den Laborkontrollen. Extrem selten kommt es zu ausgeprägten Leberfunktionsstörungen und Agranulozytose. Da Valproinsäure zu Neuralrohrdefekten führen kann, darf es nur angewandt werden, wenn Frauen gleichzeitig eine Antikonzeption betreiben (Tab. 5.**11**).

5.3.4 Migräneprophylaktika der 2. Wahl

Diese Migräneprophylaktika kommen dann zum Einsatz, wenn Migräneprophylaktika der 1. Wahl nicht wirksam waren oder Kontraindikationen bestehen. Sie sind 2. Wahl, weil sie entweder mehr Nebenwirkungen haben (Pizotifen, Methysergid) oder weniger gut untersucht sind (Abb. 5.**6**).

Gabapentin
(Neurontin®), Tagesdosis 2400 mg

oder

Pestwurz
(Petadolex®), Tagesdosis 2 × 75 mg

oder

nichtsteroidale Antirheumatika
Naproxen
(z. B. Proxen®), 250 – 500 mg

Abb. 5.**6** Migräneprophylaxe: Substanzen der 2. Wahl.

Nichtsteroidale Antirheumatika

Klinische Studien liegen zu Naproxen vor. Es ist allerdings anzunehmen, dass auch andere nichtsteroidale Antirheumatika wie Diclofenac wirksam sein müssten. Limitierende Faktoren sind die Nebenwirkungen in Form von gastrointestinalen Beschwerden.

Tab. 5.**11** Substanzen zur Migräneprophylaxe der 2. und 3. Wahl

Substanzen (Beispiel)		Dosis	Nebenwirkungen	Kontraindikationen
Gabapentin (Neurontin®)	↑	2400 mg	H: Müdigkeit, Schwindel G: Ataxie, gastrointestinale Störungen	A: schwere Leber- oder Nierenfunktionsstörungen
Naproxen (Proxen®)	↑	2 × 250 mg 2 × 500 mg	H: Magenschmerzen	A: Ulkus, Blutungsneigung, R: Asthma bronchiale
Pestwurz (Petadolex®)	↑	2 × 75 mg	G: Aufstoßen, Magenschmerzen	A: Schwangerschaft, Stillzeit
Acetylsalicylsäure (Aspirin®)	↔	300 mg	G: Magenschmerzen	A: Ulkus, Blutungsneigung R: Asthma bronchiale
Lisurid (Cuvalit®)	↔	3 × 0,025 mg	G: Müdigkeit, Übelkeit, Schwindel, S: Muskelschwäche	A: Schwangerschaft, KHK, AVK, M. Raynaud
Pizotifen (Sandomigran®)	↔	1 – 3 mg	H: Müdigkeit, Gewichtszunahme, Hunger G: Mundtrockenheit, Obstipation	A: Glaukom, Prostatahypertrophie R: KHK
Dihydroergotamin (DHE®)	↔	1,5 – 6 mg	H: Übelkeit, Parästhesien G: Kopfschmerzen, Durchfall, Schwindel S: Ergotismus	A: Schwangerschaft, Hypertonie, KHK, AVK
Magnesium	↔	2 × 300 mg	H: Durchfall bei zu rascher Aufdosierung	keine
Cyclandelat (Natil®)	↔	1200 – 1600 mg	G: Müdigkeit	A: akuter Schlaganfall, Glaukom

Nebenwirkungen: H: häufig; G: gelegentlich; S: selten; A: absolut; R: relativ
KHK = koronare Herzkrankheit; AVK = arterielle Verschlusskrankheit
↑, ↔ siehe Tab. 5.**5**, S. 30

Gabapentin

Gabapentin ist ein modernes Antiepileptikum mit Wirkung bei chronischen neuropathischen Schmerzen. In einer plazebokontrollierten Studie war allerdings nur eine Tagesdosis von 2400 mg in der Migräneprophylaxe wirksam. Bei dieser Dosis sind allerdings die Monatsbehandlungskosten sehr hoch.

Pestwurz

Eine neue plazebokontrollierte Studie hat die Wirkung von Pestwurz belegt. Dabei bestand eine Dosisabhängigkeit der Wirkung. Die beste Wirkung wurde mit einer Dosis von 2 × 75 mg erreicht. Der Prozentsatz der Responder betrug 71 %, unter Plazebo waren es 52 %.

5.3.5 Migräneprophylaktika der 3. Wahl (Abb. 5.7)

Acetylsalicylsäure

Acetylsalicylsäure hat in einer Dosis von 300 mg/d nur eine sehr schwache prophylaktische Wirkung. Kontraindikationen sind Störungen des Gerinnungssystems, Ulcus duodeni und ventriculi, Asthma bronchiale und vorbestehende Nierenschädigung. Typische Nebenwirkungen sind Gastritis, Magenschmerzen und in sehr seltenen Fällen Tinnitus.

Pizotifen (Sandomigran®) 1–3 mg	**Lisurid** (Cuvalit®) 3 × 0,025 mg
Acetylsalicylsäure (Aspirin protect®) 2–3 × 100 mg	**Magnesium** 2 × 300 mg
Amitriptylin (z. B. Saroten ret.®) 25–75 mg	**Cyclandelat** (Natil®) 4 × 400 mg

Abb. 5.**7** Migräneprophylaxe: Substanzen der 3. Wahl.

Pizotifen

Pizotifen ist ein Serotoninantagonist. Die übliche Dosis liegt bei 1,5 mg zur Nacht oder drei Einzeldosen à 0,5 mg.

Kontraindikation sind Schwangerschaft, Stillzeit, Ulcus ventriculi und duodeni, Hypertonie, koronare Herzkrankheit, AVK der Beine und Glaukom.

Nebenwirkungen umfassen Gewichtszunahme, unsystematischen Schwindel, Müdigkeit, Depression und Parästhesien, Mundtrockenheit und Krampi.

Methysergid

Methysergid ist ebenfalls ein Serotoninantagonist. Schwerpunkt des Einsatzes ist allerdings der Cluster-Kopfschmerz (Einzelheiten s. S. 86).

Lisurid

Lisurid ist ein Serotoninantagonist und ein Dopaminagonist. Die übliche Dosis liegt bei 3 × 0,025 mg/d. Die Substanz ist in der Migräneprophylaxe nicht sehr gut wirksam. Kontraindikationen sind eine AVK der Beine, koronare Herzkrankheit, Schwangerschaft und Stillzeit.

Nebenwirkungen umfassen Müdigkeit, Schwindel, Muskelschwäche, Muskelschmerzen sowie Kälteparästhesien.

Magnesium

Die bisher vorliegenden Studien zu Magnesium sind widersprüchlich. Eine Studie fand bei hohen Tagesdosen von 600 mg eine Reduktion der Migränehäufigkeit um 40%, eine zweite, multizentrische Studie ergab keine Wirkung gegenüber Plazebo. Magnesium kann eingesetzt werden entweder bei Patientinnen oder Patienten, die eine „natürliche Behandlung" wünschen oder in der Kombinationstherapie mit anderen Migräneprophylaktika. Limitierend ist die Nebenwirkung der Diarrhö. Das Problem kann verringert werden, wenn die Dosis einschleichend erhöht wird.

Dihydroergotamin

Dihydroergotamin ist in der Migräneprophylaxe ebenfalls wirksam. Die übliche Dosis liegt zwischen 2–3 × 2,5 mg/d. Kontraindikationen sind Leberfunktionsstörungen, Hypertonie, koronare Herzkrankheit und

Schwangerschaft sowie Stillzeit. Nebenwirkungen umfassen Übelkeit und Erbrechen. Hauptproblem von Dihydroergotamin ist, dass es nach dem 3. Monat der Einnahme zu einem ergotamininduzierten Dauerkopfschmerz kommen kann. Bei wenigen Patientinnen und Patienten kommt es zum Bild des Ergotismus mit kalten Akren, abdominellen Beschwerden und Schmerzen im Bereich des Thorax.

Trizyklische Antidepressiva

Trizyklische Antidepressiva haben eine begrenzte migräneprophylaktische Wirkung. Sie sollten bevorzugt eingesetzt werden, wenn eine Kombination eines chronischen Spannungskopfschmerzes mit einer Migräne besteht.

Cyclandelat

In einer kleineren älteren Studie zeigte Cyclandelat eine migräneprophylaktische Wirkung. Eine kürzlich publizierte große plazebokontrollierte Studie fand keinen Unterschied zwischen 4 × 400 mg Cyclandelat und Plazebo.

5.3.6 Unwirksame Medikamente

Nicht wirksam zur Migräneprophylaxe sind die folgenden Substanzen und Substanzgruppen:

- die Kalziumantagonisten Nifedipin und Nimodipin,
- Clonidin (obwohl als Dixarit® zugelassen),
- die Antikonvulsiva Diphenylhydantoin, Carbamazepin,
- Indometacin (induziert Dauerkopfschmerzen),
- Substanzen, die die Hirndurchblutung beeinflussen sollen (Nootropika),
- Medikamente zur Erhöhung eines niedrigen Blutdrucks,
- Bromocriptin (außer menstruelle Migräne),
- Cimetidin,
- Diuretika,
- Gestagene,
- Lithium,
- Neuroleptika,
- Reserpin,
- Proxibarbal (obwohl noch zugelassen als Axeen®).

5.3.7 Typische Fehler bei der medikamentösen Migräneprophylaxe

1. Falsche Diagnose: Ist eine Migräneprophylaxe nicht wirksam, sollte zunächst die Diagnose überprüft werden. Die gängigen Migräneprophylaktika sind z. B. beim Spannungskopfschmerz nicht wirksam. Verapamil wirkt nur beim Cluster-Kopfschmerz, aber kaum bei der Migräne.

2. Zu hohe Initialdosis: Werden beispielsweise β-Rezeptorenblocker von Beginn an in der vollen Dosis gegeben, werden sie wegen Nebenwirkungen meist nicht vertragen. Flunarizin und Cyclandelat können allerdings sofort in voller Dosis gegeben werden.

3. Zu niedrige Dosis: Aus Angst vor Nebenwirkungen werden Migräneprophylaktika häufig auf Dauer in zu niedriger Dosis gegeben. Dies gilt insbesondere für β-Rezeptorenblocker.

4. Zu kurze Anwendung: Die Wirkung von Migräneprophylaktika kann frühestens nach 2 – 3 Monaten ermessen werden.

5. Zu lange Anwendung: Die Migräneprophylaxe sollte nach 9 – 12 Monaten unterbrochen werden, um den Spontanverlauf der Migräne ermessen zu können.

6. Keine Aufklärung über Nebenwirkungen: Migränepatientinnen und -patienten entwickeln sehr viel mehr Nebenwirkungen als Menschen, die diese Medikamente aus anderen Indikationen bekommen. Die Compliance ist allerdings deutlich besser, wenn die betroffenen Patienten über die Nebenwirkungen aufgeklärt werden und insbesondere über die Tatsache, dass die Nebenwirkungen meist temporär sind und im Laufe der Zeit abklingen.

7. Mangelnde Aufklärung über verzögerten Wirkungseintritt: Patientinnen und Patienten müssen wissen, dass die Wirkung der Migräneprophylaktika erst im Laufe der Zeit einsetzt. Die Wirkung steht in umgekehrtem Verhältnis zu den Nebenwirkungen. Diese sind am Anfang ausgeprägt und nehmen im Laufe der Zeit ab.

8. Unrealistische Erwartungen des Patienten: Patienten erwarten häufig von einer Migräneprophylaxe, dass diese sie von der Migräne vollständig befreit. Patientinnen und Patienten müssen wissen, dass eine realistische Erwartung eine Reduktion der Migränefrequenz um 50% ist.

9. Falsche Priorität der Migräneprophylaktika: Die Migräneprophylaxe sollte bevorzugt mit β-Rezeptorenblockern, Flunarizin oder Cyclandelat beginnen. Nur wenn diese Medikamente nicht wirksam oder kontraindiziert sind, kommen Substanzen der 2. Wahl zum Einsatz.

5.3.8 Nichtmedikamentöse Migräneprophylaxe

Idealerweise sollten medikamentöse und nichtmedikamentöse Migräneprophylaxe kombiniert werden. Im Folgenden sind wirksame und möglicherweise wirksame Therapieformen aufgeführt. Am Ende werden die wissenschaftlich nicht bewiesenen und nicht wirksamen Therapien erwähnt.

Beeinflussung von Triggerfaktoren

Die meisten Patientinnen und Patienten haben Triggerfaktoren. Diese sollten identifiziert werden. Anschließend kann der Versuch unternommen werden, die Triggerfaktoren zu beeinflussen. Mögliche Beeinflussungsfaktoren sind:

1. Beibehalten des Schlaf-wach-Rhythmus am Wochenende,
2. Umorganisation des Tagesablaufes, um Stress zu vermeiden,
3. Beibehaltung des Koffeinkonsums am Wochenende,
4. Vermeiden von bestimmten Lebensmitteln nur, wenn diese eindeutig als Triggerfaktoren identifiziert sind,
5. Vermeiden von Alkohol.

Ausdauersport

Rein empirisch ist belegt, dass Ausdauersportarten wie Jogging, Radfahren und Schwimmen zu einer Reduktion der Häufigkeit und Schwere der Migräneattacken führt. Gute klinische Studien gibt es dazu nicht. Kampfsportarten können eher Migräneattacken auslösen.

Praxistipp

Patientinnen und Patienten sollte empfohlen werden, ein Rudergerät oder einen Heimtrainer zu Hause vor den Fernsehapparat zu stellen. So sind sie in der Lage, auch abends und im Winter ihren Ausdauersport zu betreiben.

Progressive Muskelrelaxation nach Jacobson

Hierbei handelt es sich um ein verhaltenstherapeutisches Konzept, bei dem Patientinnen und Patienten lernen, konsekutiv bestimmte Muskelgruppen anzuspannen und anschließend wieder aktiv loszulassen. Die Übungen werden konsekutiv durchgeführt und nehmen etwa 15 Minuten täglich in Anspruch. Die Technik kann in Gruppen aber auch individuell durch Bücher und Kassetten erlernt werden.

Stressbewältigungstraining

Bei dieser verhaltenstherapeutischen Methode wird davon ausgegangen, dass belastende Alltagssituationen, die mit Stress und Hektik verbunden sind, Migräneanfälle auslösen können. Die betroffenen Patientinnen und Patienten sollen lernen, stressauslösende Situationen zu identifizieren und zu vermeiden. Angeboten wird diese Form des Stressbewältigungstrainings entweder in Form von Gruppensitzungen oder Einzeltherapie von Verhaltenspsychologen.

Biofeedback-Behandlung

Diese sehr zeitaufwändige Therapie hat zwei Ansatzpunkte. Beim Vasokonstriktions-Biofeedback-Training wird eine Dopplersonde im Bereich der Arteria temporalis superficialis angebracht, und die Patientinnen und Patienten lernen, im beschwerdefreien Intervall die Arteria temporalis superficialis zu verengen. Sie sollen dann dieses erlernte Verfahren während der Migräneattacke anwenden. Ein anderes Training erfasst mit Hilfe von Oberflächenelektroden die Aktivität des Musculus frontalis oder Musculus temporalis und meldet diese an die Versuchsperson zurück. Die Patientinnen und Patienten sollen dann lernen, diese Muskelgruppen möglichst zu entspannen. Muskelbiofeedback eignet sich mehr beim Spannungskopfschmerz als bei der Migräne.

Sowohl Stressbewältigungstraining wie Biofeedback-Training haben ihre Wirksamkeit in kontrollierten Studien bewiesen. Leider sind beide Therapieformen, insbesondere die Biofeedback-Behandlung, sehr zeitaufwändig und daher in aller Regel einer größeren Zahl von Patientinnen und Patienten nicht zugänglich.

Homöopathische Behandlung

Diese Behandlungsform ist weit verbreitet. Zwei große plazebokontrollierte Studien in England und Deutschland zeigten allerdings keine Überlegenheit der Behandlung mit Homöopathika gegenüber Plazebo.

Akupunktur

In neuester Zeit wurden einige kontrollierte Studien zum Einsatz der Akupunktur bei der Migräne durchgeführt. In den Studien, in denen ein gutes Studiendesign angewandt wurde, war die Akupunktur nicht besser wirksam als eine Scheinakupunktur. Erfahrungsberichte von Ärzten und Patienten legen allerdings nahe, dass bei einem Teil der Patienten die Akupunktur für einen Zeitraum von 3–6 Monaten zu einer Reduktion der Frequenz der Migräneanfälle führt. Wie häufig dies der Fall ist, ist allerdings nicht bekannt. Längere Therapieeffekte bestehen meistens nicht. Auch ist die Akupunktur bei einer zweiten und dritten Anwendung deutlich weniger oder gar nicht mehr wirksam.

Nicht wirksame Therapien

Die folgenden Behandlungsverfahren sind nach wissenschaftlichen Kriterien nicht oder so wenig erfolgreich, dass sie nicht durchgeführt werden sollten:

- Massagen,
- Fangopackungen,
- Bewegungsbäder,
- Schanz'sche Krawatte,
- Fußreflexzonenmassage,
- Magnetstrombehandlung,
- lokale Injektionen in die Kopfhaut oder in den Bereich der Halswirbelsäule,
- chiropraktische Behandlung,
- Manualtherapie,
- Reizstrombehandlung,
- Blutwäsche,
- Schröpfen,
- Frischzellbehandlung,
- Ozontherapie,
- Neuraltherapie,
- autogenes Training,

- Operationen im Bereich der Kieferhöhle und der Nasennebenhöhlen,
- Operationen an den Mandeln,
- Extraktion von Zähnen,
- Entfernung von Amalgam-Füllungen,
- Psychophonie,
- Thymusextrakt,
- hyperbare Sauerstoffbehandlung.

Botulinumtoxin

In neuester Zeit wird die Injektion eines Nervengiftes (Botulinumtoxin) in die Muskeln des Kopfes und des Nackens propagiert. Zwei offene Studien konnte einen positiven Effekt belegen. Eine größere plazebokontrollierte Studie konnte keinen Wirkungsnachweis erbringen. Diese Behandlung sollte daher nur im Rahmen kontrollierter Studien erfolgen.

Zusammenfassung

1. Weder die medikamentöse Migräneprophylaxe noch die nichtmedikamentösen Behandlungsverfahren sind in der Lage, die Migräne zu heilen.
2. Eine medikamentöse oder nichtmedikamentöse Prophylaxe der Migräne ist dann erfolgreich, wenn es gelingt, die Häufigkeit, Schwere und Dauer der Migräneattacken zu reduzieren.
3. Die Kombination einer medikamentösen Behandlung mit nichtmedikamentösen Verfahren verspricht die höchste Erfolgsquote.
4. Die Migräne unterliegt im Laufe des Lebens einem variablen Spontanverlauf. So gibt es Lebensabschnitte, in denen die Migräne auch ohne äußere Einflüsse und ohne Behandlung stärker oder schwächer ausgeprägt sein kann.
5. Alle prophylaktischen Maßnahmen, seien sie medikamentöser oder nicht-medikamentöser Natur, sind zum Scheitern verurteilt, solange ein medikamenteninduzierter Dauerkopfschmerz besteht.

5.4 Kindliche Migräne

Migräne kann durchaus schon im Kindesalter auftreten. Die Inzidenz beträgt hier 3–4%. Migräne ist bei Jungen und Mädchen gleich häufig. Das früheste Erkrankungsalter liegt um das 3. Lebensjahr. Migräneattacken bei Kindern sind meist kürzer, und die vegetativen Begleiterscheinungen wie Übelkeit und Erbrechen stehen im Vordergrund. Kinder sind sehr wohl in der Lage, ihre eigenen Migräneattacken gut zu schildern. Auch Auren können bereits in der Kindheit auftreten.

Es gibt zwei Sonderformen der Migräne in der Kindheit. Das eine ist das periodische Erbrechen, bei dem die Kinder aus vollem Wohlbefinden heraus, meist in den frühen Morgenstunden oder vormittags, über Übelkeit klagen und anschließend heftig erbrechen. Dies ist eine Migränevariante, die ohne Kopfschmerzen einhergeht.

Die zweite Variante ist der periodische Schwindel. Hier klagen die Kinder über Übelkeit, Erbrechen und heftigen Schwindel. Auch diese Form der Migräne geht meist ohne Kopfschmerzen einher. Dazwischen können die Kinder aber auch durchaus normale Migräneattacken haben.

5.4.1 Behandlung der Migräneattacke im Kindesalter

Für Kinder kommen als Analgetika Paracetamol, Ibuprofen oder Acetylsalicylsäure in Frage (Tab. 5.**11**). Die Dosis sollte an das Körpergewicht angepasst werden. Für ein Kind mit 30 kg Körpergewicht beträgt die Dosis von Paracetamol 250 mg, von Ibuprofen 100–200 mg und von Acetylsalicylsäure 300 mg. Ergotamin, Dihydroergotamin, Sumatriptan, Zolmitriptan und andere spezifische Migränemittel sollten bei Kindern nicht gegeben werden. Ab dem 12. Lebensjahr können auch spezifische Migränemittel gegeben werden.

Tab. 5.**12** Behandlung der Migräneattacke im Kindesalter

- bei Übelkeit und Erbrechen Domperidon
- Metoclopramid erst ab 12. Lebensjahr (extrapyramidal-motorische Symptome)
- Paracetamol als Supp.
- Ibuprofen als Granulat
- Acetylsalicylsäure als Tabletten
- ab dem 12. Lebensjahr bei Therapieresistenz: Triptane z.B. 20 mg Sumatriptan Nasenspray

Aus Angst vor Nebenwirkungen wird leider sehr häufig Kindern mit Migräne eine adäquate Behandlung vorenthalten.

Metoclopramid sollte erst ab dem 14. – 16. Lebensjahr gegeben werden. Bei Kindern mit heftiger Übelkeit und Erbrechen kann Domperidon auch schon früher gegeben werden.

5.4.2 Medikamentöse und nichtmedikamentöse Prophylaxe bei kindlicher Migräne

Im Vordergrund der Prävention sollte die Verhaltensmodifikation stehen (Tab. 5.**13**). Therapeutisch wirksam sind Ausdauersportarten. Einzelne Migräneattacken können ggf. durch Leistungssport und Kampfsportarten provoziert werden. Migräneprophylaktisch wirksam ist die Beibehaltung eines regelmäßigen Schlaf-wach-Rhythmus und das Vermeiden längerer Hungerperioden mit Hypoglykämie.

Zur medikamentösen Migräneprophylaxe stehen β-Rezeptorenblocker zur Verfügung. Metoprolol wird dabei in einer Dosis von 1,5 mg/kg Körpergewicht oder Propranolol in einer Dosis von 2 mg/kg Körpergewicht eingesetzt. Migräneprophylaktika wie Cyclandelat, Valproinsäure, Serotoninantagonisten und Dopaminagonisten sollten bei Kindern nicht eingesetzt werden. Dies gilt auch für Dihydroergotamin. Kinder, die nicht auf Betablocker ansprechen, können auch mit 5 mg Flunarizin (nicht länger als 6 Monate) oder mit Dihydroergotamin behandelt werden.

Tab. 5.**13** Migräneprophylaxe im Kindesalter

- β-Rezeptorenblocker
- Metoprolol: 1,5 mg pro Kilogramm Körpergewicht
- Propranolol: 2 mg pro Kilogramm Körpergewicht
- Verhaltenstherapie
- Sporttherapie

5.5 Menstruelle Migräne

Unter einer menstruellen Migräne versteht man Migräneattacken, die ausschließlich oder fast ausschließlich während der Periodenblutung und 2 Tage zuvor oder danach auftreten. Bei etwa 10% aller Frauen, die unter einer Migräne leiden, liegt eine rein periodenassoziierte oder menstruelle Migräne vor. Diese Attacken zeichnen sich manchmal durch hohe Intensität, lange Dauer und intensive Begleiterscheinungen aus. Pathophysiologisch verantwortlich ist wahrscheinlich der plötzliche Abfall der Hormonspiegel. Ein Teil der Frauen mit menstrueller Migräne hat auch Migräneattacken während des Eisprungs.

5.5.1 Akuttherapie der menstruellen Migräneattacke

Da Migräneattacken während der Menstruation manchmal sehr lange dauern (2–4 Tage), sind die spezifischen Migränemittel wie Sumatriptan, Zolmitriptan oder Ergotamintartrat nicht die Medikamente der ersten Wahl, da sie nur zeitlich begrenzt wirken und es dann zum Wiederauftreten der Kopfschmerzen kommt. Bei Migräneattacken, die 3–4 Tage anhalten, würde so rasch die zulässige Höchstdosis pro Attacke überschritten. Bei diesen Frauen sollte zunächst Ergotamin (Supp.) oder Dihydroergotamin (s.c.) mit ihrer längeren Wirkungsdauer versucht werden.

Sollte die Kombination von Antiemetika mit Analgetika nicht wirksam sein, kommt als weitere Maßnahme die intravenöse Gabe von Acetylsalicylsäure durch den Arzt in Frage.

Praxistipp

Frauen mit menstrueller Migräne können lernen, Dihydroergotamin subkutan zu injizieren. Die Halbwertszeit von Dihydroergotamin ist deutlich länger als von Sumatriptan, so dass der Zeitpunt bis zum Wiederauftreten der Kopfschmerzen deutlich länger ist als bei Sumatriptan.

5.5.2 Migräneprophylaxe bei der menstruellen Migräne

Bei einem Drittel bis zur Hälfte der Frauen mit menstrueller Migräne spricht die Akuttherapie nicht an. Hier besteht dann die Indikation für eine medikamentöse Migräneprophylaxe (Tab. 5.**14**).

Tab. 5.**14** Prophylaxe der menstruellen Migräne

- Naproxen 3 Tage vor der Periode 2 × 500 mg
- kontinuierliche Einnahme der Pille
- gelegentlich wirksam Östrogen-Pflaster
- niedrig dosiertes Sumatriptan (2 × 25 mg)

Kurzzeitprophylaxe

Zunächst sollte eine Kurzzeitprophylaxe mit nichtsteroidalen Antirheumatika beispielsweise Naproxen 2 × 500 mg/d versucht werden. Diese Form der Prophylaxe setzt 2 – 3 Tage vor der zu erwartenden Migräneattacke ein und wird nach der Migräneattacke wieder abgesetzt. Gute Studien zur Hormontherapie existieren nicht. Die praktische Erfahrung zeigt allerdings, dass bei einigen Frauen die Anwendung niedrig dosierter Östrogene in der Pillenpause oder während der Menstruation entweder Migräneattacken verhindern kann oder die Schwere von Migräneattacken lindert.

Eine regelmäßige Hormonsubstitution, sei es durch die Pille in antikonzeptiver Dosierung oder niedrig dosierten Östrogenpräparaten, ist bei den meisten Frauen leider nicht erfolgreich.

Für die Kurzzeitprophylaxe kann auch Sumatriptan 2 × 25 mg täglich eingesetzt werden. Die Prophylaxe beginnt 2 Tage vor der erwarteten Periodenblutung und wird über 5 Tage durchgeführt.

Ist die Kurzzeitprophylaxe mit Naproxen nicht ausreichend wirksam, sollte eine Langzeitprophylaxe mit β-Rezeptorenblockern, Flunarizin oder Valproinsäure erwogen werden.

Praxistipp

Einzelne Patientinnen sprechen auch auf eine Kurzzeitprophylaxe mit Methysergid (2 × ½ Tbl. Deseril® retard) an.

5.6 Migräne und Schwangerschaft

Erfreulicherweise verschwindet bei einem Drittel aller Patientinnen die Migräne während der Schwangerschaft vollständig, um dann häufig nach der Geburt oder einige Monate später wieder einzusetzen. Bei einem weiteren Drittel der Patientinnen wird die Migräne während der Schwangerschaft deutlich besser. Dies betrifft sowohl die Häufigkeit wie die Schwere der Attacken. Bei einem Drittel der Patientinnen kommt es allerdings auch während der Schwangerschaft weiterhin zu Migräneattacken.

5.6.1 Behandlung der Migräneattacke während der Schwangerschaft

Alle spezifischen Migränemittel sind während der Schwangerschaft kontraindiziert. Dies gilt für Ergotamin, Dihydroergotamin, Sumatriptan, Zolmitriptan, Naratriptan und die anderen spezifischen Serotoninagonisten.

Kontraindiziert sind auch nichtsteroidale Antirheumatika und Metamizol.

Erlaubt als einiges Medikament ist Paracetamol. Allerdings sollte versucht werden, die Dosis so niedrig wie möglich zu halten. Acetylsalicylsäure kann zwischen dem 3. und 6. Monat eingesetzt werden. In den ersten drei Monaten besteht eine erhöhte Blutungsgefahr, in den letzten drei Monaten die Gefahr eines vorzeitigen Verschlusses des Ductus arteriosus Botalli.

5.6.2 Migräneprophylaxe während der Schwangerschaft

Ist eine Migräneprophylaxe während der Schwangerschaft unabdingbar, kann diese mit β-Rezeptorenblockern durchgeführt werden. Alle anderen Migräneprophylaktika wie Flunarizin, Cyclandelat, Valproinsäure, Serotoninantagonisten, Acetylsalicylsäure und Dopaminagonisten sind während der Schwangerschaft kontraindiziert.

Dasselbe gilt auch für den Einsatz der o.g. Medikamente während der Stillzeit. Die meisten Migräneprophylaktika treten mit der mütterlichen Milch in den Kreislauf des Neugeborenen über.

5.6.3 Migräne und Antikonzeption

Da es unter Valproinsäure zu Neuralrohrdefekten kommen kann, müssen Frauen, die eine Migräneprophylaxe mit Valproinsäure betreiben, eine wirksame Antikonzeption betreiben. Kommt es trotzdem zur Schwangerschaft, muss Valproinsäure sofort abgesetzt werden. Durch die Einnahme von Folsäure kann das Risiko von Neuralrohrdefekten reduziert werden.

5.7 Status migraenosus

Unter einem Status migraenosus wird ein Zustand definiert, bei dem es täglich zu Migräneattacken kommt. Dies ist eine außergewöhnliche Situation, und es muss in jedem Fall durch eine sorgfältige neurologische und internistische Untersuchung eine symptomatische Ursache der täglich auftretenden Migräne wie eine blande Meningoenzephalitis, eine Subarachnoidalblutung oder eine metabolische Ursache ausgeschlossen werden.

Bei den meisten Fällen eines vermuteten Status migraenosus handelt es sich aber um eine missbräuchliche Einnahme von spezifischen Migränemitteln. Werden diese zu häufig eingenommen, insbesondere Ergotamin oder Triptane jeweils beim Wiederauftreten von Kopfschmerzen, kann die Migräneattacke über viele Tage hinweg „vor der Therapie hergeschoben“ werden. In diesen Fällen muss das spezifische Migränemittel abgesetzt werden. Die Kopfschmerzen können dann durch die parenterale Gabe von Acetylsalicylsäure in Form von 500–1000 mg Aspisol® behandelt werden.

Besteht tatsächlich ein echter Status migraenosus, wird dieser durch die Gabe von Prednison, beispielsweise 100 mg Solu-Decortin® H, durchbrochen. Die Dosis wird an den darauffolgenden Tagen um jeweils 20 mg reduziert und dann abgesetzt. Gelingt es durch diese Maßnahme nicht, die Kopfschmerzen zu beseitigen, müssen bildgebende Diagnostik und eine Liquorpunktion zum Ausschluss einer symptomatischen Ursache durchgeführt werden.

5.8 Typische Fehler bei der Behandlung der Migräne

Bei vielen Fällen so genannter therapieresistenter Migränefälle handelt es sich um kumulierte Behandlungsfehler. Bevor eine Therapie als nutzlos oder unwirksam verworfen wird, sollte anhand von Anamnese und Kopfschmerz-Tagebüchern mit dem Patienten die folgende Checkliste durchgegangen werden:

1. Ist die Diagnose richtig?

Dies ist besonders wichtig, da Spannungskopfschmerzen nicht auf spezifische Migränemittel ansprechen und der Cluster-Kopfschmerz beispielsweise nicht auf Analgetika anspricht. Die paroxysmale Hemikranie reagiert fast ausschließlich auf Indometacin, interessanterweise sehr viel weniger auf andere nichtsteroidale Antirheumatika.

2. Wurde die richtige Dosis appliziert?

Viele Patienten scheuen sich aus Angst vor Nebenwirkungen, die empfohlene Dosis wirklich einzunehmen. Acetylsalicylsäure in einer Dosis von 250 – 500 mg ist bei den meisten Patienten nicht wirksam. Auch 25 mg Sumatriptan ist bei vielen Patienten eine zu niedrige Dosis.

3. Wurden Analgetika und Migränemittel mit Antiemetika kombiniert?

Die Wirksamkeit von Analgetika und spezifischen Migränemitteln kann in vielen Fällen durch die gleichzeitige Gabe von Antiemetika verbessert werden. Antiemetika verbessern die Resorption und führen zu höheren Blutspiegeln.

4. Wurde das Medikament in der richtigen galenischen Form appliziert?

Wichtig für die Wirksamkeit eines Migränemittels ist die möglichst rasche Anflutung im Serum und im ZNS. Dies wird durch Brausetabletten und Granulate sehr viel besser erreicht als durch Suppositorien oder Zäpfchen. Retardierte Präparate müssen vermieden werden, da das Erreichen eines wirksamen Blutspiegels hier viel zu langsam erfolgt.

5. Besteht ein Medikamentenmissbrauch?

Das Versagen der Akuttherapie und der Migräneprophylaxe spricht häufig für das Vorliegen eines medikamenteninduzierten Dauerkopfschmerzes. Patienten müssen gezielt danach gefragt werden, da sie häufig nicht verschreibungspflichtige Medikamente missbräuchlich täglich einnehmen. Unwirksamkeit von Migränetherapeutika und insbesondere der Prophylaxe gibt es auch bei zu häufiger Einnahme von Ergotamintartrat und Triptanen.

6 Spannungskopfschmerz

6.1 Epidemiologie

Etwa 40–60% aller Menschen leiden unter einem episodischen Spannungskopfschmerz. Dieser ist damit die häufigste Kopfschmerzform. Wenn der Kopfschmerz nur selten auftritt, wird er in der Regel mit frei verkäuflichen Analgetika behandelt und führt nicht zum Arztbesuch.

Der chronische Spannungskopfschmerz (Definition s. u.) tritt bei 2–3% der Erwachsenen auf. Männer und Frauen sind fast gleich häufig betroffen. Der Erkrankungsbeginn liegt meist zwischen dem 20. und 30. Lebensjahr (Tab. 6.**1**). Der Höhepunkt der Kopfschmerzintensität liegt zwischen dem 30. und 40. Lebensjahr. Langzeitverläufe von Patienten mit chronischem Spannungskopfschmerz liegen nicht vor, da die meisten Patienten frustriert über kurz oder lang den Arztkontakt abbrechen.

Tab. 6.**1** Epidemiologie des Spannungskopfschmerzes

- Beginn 20.–25. Lebensjahr
- Frauen > Männer (5:4)
- Prävalenz
  - episodisch: 40–60%
  - chronisch: 3%

6.2 Klinik

Beim Spannungskopfschmerz handelt es sich meist um einen holokraniellen Kopfschmerz, der einen dumpf-drückenden Charakter und eine niedrige bis mittlere Intensität hat. Es besteht meist nur eine geringgradige Licht- und Lärmempfindlichkeit, gelegentlich Übelkeit, kein Erbrechen. Die Kopfschmerzen nehmen bei Betätigung der Bauchpresse oder körperlicher Belastung nur leicht zu. Es bestehen keine Aurasymptome wie Sehstörungen oder Missempfindungen (Tab. 6.**2**). Die meisten Patienten haben im Gegensatz zur Migräne große Schwierigkeiten, die Beschwerden in Worte zu fassen. Typische Beschreibungen sind ein Gefühl „wie ein Stahlring um den Kopf", „das Tragen eines zu engen Stahl-

Tab. 6.2 Symptomatik des Spannungskopfschmerzes

- beidseitig - dumpf-drückend (Helm-/Reifgefühl) - niedrige – mittlere Intensität - geringgradige Licht- oder Lärmempfindlichkeit - keine Zunahme bei Niesen, Pressen, körperlicher Belastung - keine Sehstörungen

helms", „ein Gewicht auf dem Kopf" oder das Gefühl, nicht richtig denken zu können. Im Gegensatz zur Migräne bleiben die meisten Patienten mit Spannungskopfschmerz arbeitsfähig, wenn auch eingeschränkt in ihrer Leistungsfähigkeit.

Der **episodische Spannungskopfschmerz** wird definiert als ein dumpf-drückender holokranieller Kopfschmerz, der an weniger als 15 Tagen des Monats bzw. weniger als an 180 Tagen im Jahr besteht.

Umgekehrt wird der **chronische Spannungskopfschmerz** als ein Kopfschmerz beschrieben, der an mehr als 15 Tagen im Monat besteht bzw. an über 180 Tagen im Jahr. Bei fast allen Patienten mit chronischem Spannungskopfschmerz besteht dieser täglich.

Ein weiterer Unterschied zur Migräne ist der Zeitpunkt des Auftretens. Migräneattacken treten typischerweise aus dem Schlaf heraus oder in den frühen Morgenstunden auf. Der Spannungskopfschmerz entwickelt sich im Laufe des Morgens und erreicht am Nachmittag seinen Höhepunkt.

6.3 Pathogenese

Im Gegensatz zur Migräne bestehen nur sehr unklare pathophysiologische Vorstellungen zur Entstehung des Spannungskopfschmerzes. Der englische Ausdruck „tension" bedeutet ins Deutsche übersetzt sowohl Muskelspannung als auch seelische Anspannung. Die früheren Hypothesen zur Entstehung des Spannungskopfschmerzes unterstellten daher entweder eine erhöhte Anspannung der perikraniellen Muskulatur insbesondere der Nacken- und der Stirnmuskeln. Eine andere Hypothese ging davon aus, dass der Spannungskopfschmerz eine larvierte Form einer endogenen Depression darstellt.

Kontrollierte Studien haben gezeigt, dass es zwar beim Spannungskopfschmerz zu erhöhter Muskelspannung kommt, dass diese aber nicht mit Ausprägung und Intensität der Kopfschmerzen korreliert ist. Umgekehrt führt fast jeder Kopfschmerz reflektorisch zu einer Anspannung der Nackenmuskulatur. Zweifelsfrei sind chronische Spannungskopfschmerzen mit Depressionen assoziiert. In vielen Fällen entsteht aber der Eindruck, dass zunächst die Spannungskopfschmerzen bestanden und es im weiteren Verlauf zu einer reaktiv-depressiven Entwicklung kam.

Man geht heute davon aus, dass es sich beim Spannungskopfschmerz um eine Schwellenverstellung des zentralen nozizeptiven Systems handelt. Für diese Annahme könnte sprechen, dass bei Patienten mit chronischen Spannungskopfschmerzen die Schmerzschwelle auch an anderen Teilen des Körpers erniedrigt ist. Weiterhin spricht für diese Annahme, dass starke Analgetika wie Opioide nicht wirksam sind, während trizyklische Antidepressiva, die die zentrale Schmerzschwelle beeinflussen, eine gewisse Wirksamkeit haben. Leider existiert bis heute kein Tiermodell zum Spannungskopfschmerz.

6.4 Differenzialdiagnose

6.4.1 „Spannungskopfschmerz" mit struktureller Läsion (Tab. 6.3)

Sinusitis frontalis: Hier entwickeln sich die Kopfschmerzen im Rahmen einer Erkältung. Die Schmerzen sind im Bereich der Stirn lokalisiert, sind morgens sehr ausgeprägt und nehmen meist im Laufe des Tages durch Abfließen des Sekretes in aufrechter Haltung ab.

Tab. 6.**3** Differenzialdiagnosen bei Spannungskopfschmerzen mit struktureller Läsion

- Sinusitis frontalis
- Hirntumoren
- Pseudotumor cerebri
- Liquorabflussstörungen
- subdurales Hämatom
- Arteriitis temporalis
- chronische Meningoenzephalitis

Bei **Liquorzirkulationsstörungen**, die sich langsam entwickeln, beispielsweise bei langsam wachsenden Tumoren der Pinealis oder des 4. Ventrikels ohne Ventilmechanismus, nehmen die dumpf-drückenden

Kopfschmerzen im Laufe der Zeit zu. Im weiteren Verlauf kommt es dann zu Sehstörungen, bedingt durch die Stauungspapillen und zu Nüchternerbrechen. Erbrechen ist ein Symptom, das nicht zum Spannungskopfschmerz gehört.

Langsam wachsende **Hirntumoren** wie Meningeome und Astrozytome können längere Zeit ausschließlich zu Kopfschmerzen führen. Später kommen dann aber obligat psychopathologische Auffälligkeiten, neurologische Herdsymptome oder epileptische Anfälle hinzu.

Subdurales Hämatom: Ein langsam „wachsendes" chronisch subdurales Hämatom bei älteren Menschen und bei Patienten mit chronischem Alkoholmissbrauch kann durchaus mit einem Spannungskopfschmerz verwechselt werden. Untypisch hier ist allerdings das Alter über 60 Jahre und der Alkoholmissbrauch in der Vorgeschichte. Patienten mit Spannungskopfschmerzen trinken entweder keinen oder sehr wenig Alkohol.

Bei der **Arteriitis temporalis** bestehen meist dumpf-drückende holokranielle Kopfschmerzen, die allerdings im Bereich der Schläfen betont sein können. Hinweisend ist das Alter über 60 Jahre beim Erstauftreten der Kopfschmerzen und die erhöhte Blutsenkung sowie die Leukozytose.

Beim **Pseudotumor cerebri** bestehen dumpf-drückende Kopfschmerzen sowie Sehstörungen in Form von Obskurationen, später Visusminderung und Gesichtsfelddefekte. Die Diagnose wird durch den Nachweis von Stauungspapillen und den erhöhten Liquordruck gesichert.

6.4.2 „Spannungskopfschmerzen" ohne strukturelle Läsion (Tab. 6.4)

Die wichtigste Differenzialdiagnose bei Kopfschmerzpatienten ist der medikamenteninduzierte Dauerkopfschmerz. Die regelmäßige Einnahme von Schmerzmitteln, Opioiden und spezifischen Migränemitteln

Tab. 6.**4** Differenzialdiagnosen bei Spannungskopfschmerzen ohne strukturelle Läsion

- medikamenteninduzierter Kopfschmerz
- arterielle Hypertonie
- metabolische/endokrine Störungen
- Infektionen
- Substanzen: Alkohol, Nitrate, Kalziumantagonisten, organische Lösungsmittel

führen zu einem dumpf-drückenden Kopfschmerz, der in seiner Charakteristik nicht von einem chronischen Dauerkopfschmerz unterschieden werden kann. Lang anhaltende unbehandelte arterielle Hypertonie führt ebenfalls zu einem Kopfschmerz, der dem Spannungskopfschmerz ähnelt. Die Differenzierung ist hier einfach durch die Blutdruckmessung möglich.

Auch eine Reihe von metabolischen und endokrinen Störungen wie Niereninsuffizienz, Leberstörungen, Pankreatitis, Hyper- und Hypothyreose sowie ausgeprägte Hyperkalzämie können zu Kopfschmerzen führen. Dies gilt auch für chronische Infektionen. Etwa ein Drittel aller Patienten mit einer HIV-Infektion leiden unter Kopfschmerzen, die dem Spannungskopfschmerz ähneln.

Weiterhin sollte in der Anamnese nach Medikamenten gefragt werden, die Kopfschmerzen auslösen können. Hierzu zählen Nitrate, Kalziumantagonisten und der Umgang mit organischen Lösungsmitteln.

Keine Assoziation mit dem Spannungskopfschmerz haben in der Regel knöcherne Veränderungen der Halswirbelsäule oder Fehlhaltungen der Halswirbelsäule, eine arterielle Hypotonie und psychosomatische Erkrankungen.

6.5 Diagnostik

Die Diagnose von Spannungskopfschmerzen erfolgt nach Anamnese und klinischem Befund. Ist die Diagnose nicht eindeutig, kann zur Ergänzung eine kranielle Computertomographie durchgeführt werden. Obligat ist die Erstellung der Blutsenkung, eines Blutbildes und der wichtigsten Laborparameter. In unklaren Fällen mit normalem CT und zunehmendem Kopfschmerz sollte eine Liquorpunktion erfolgen und eine Kernspintomographie durchgeführt werden.

6.6 Therapie

6.6.1 Episodischer Spannungskopfschmerz

Der episodische Spannungskopfschmerz wird mit Acetylsalicylsäure 500–1000 mg, Paracetamol 500–1000 mg, Ibuprofen 200–800 mg oder Naproxen 500 mg behandelt. Die Einnahme dieser Analgetika sollte an nicht mehr als 10 Tagen im Monat erfolgen, da sonst die Gefahr eines medikamenteninduzierten Dauerkopfschmerzes besteht. Diese ist allerdings bei der Einnahme von Monosubstanzen sehr gering (Tab. 6.**5**).

Tab. 6.5 Therapie des episodischen Spannungskopfschmerzes

- Acetylsalicylsäure (500 – 1 000 mg)
- Paracetamol (500 – 1 000 mg)
- Ibuprofen (200 – 800 mg)
- Naproxen (500 mg)
- nicht an mehr als 10 Tagen/Monat

6.6.2 Chronischer Spannungskopfschmerz

Die Therapie des chronischen Spannungskopfschmerzes ist sehr frustran, dies sowohl aus der Sicht des Patienten wie des Arztes, da ein Verschwinden der Kopfschmerzen in aller Regel nicht erreicht wird. Selbst durch die optimale Kombination medikamentöser mit nichtmedikamentösen Verfahren wird meist nur eine Reduktion der Kopfschmerzintensität von 30 – 50% erreicht. Dies muss dem Patienten zuvor bekannt sein, da er sonst relativ rasch frustriert die Therapie abbricht.

Medikamentöse Therapie der 1. Wahl

Therapeutika der 1. Wahl sind trizyklische Antidepressiva. Diese relativ altmodischen Substanzen haben ihre Wirksamkeit in einer Vielzahl plazebokontrollierter Studien bewiesen. Die zur Verfügung stehenden Substanzen können Tab. 6.**6** entnommen werden. Die typischen Dosierungen liegen etwa bei einem Drittel der antidepressiv wirksamen Dosierungen.

Tab. 6.6 Medikamentöse Therapie der 1. Wahl bei chronischem Spannungskopfschmerz

- Amitriptylin (z. B. Saroten®) 50 – 75 mg/d
- Amitriptylinoxid (z. B. Equilibrin®) 30 – 90 mg/d
- Clomipramin (z. B. Anafranil®) 50 – 100 mg/d
- Imipramin (z. B. Tofranil®) 50 – 100 mg/d
- Doxepin (z. B. Aponal®) 50 – 100 mg/d
- Maprotilin (z. B. Ludiomil®) 50 – 100 mg/d

Der Wirkungsmechanismus der trizyklischen Antidepressiva ist nicht bekannt. Wahrscheinlich beruht ihre Wirkung auf der Beeinflussung serotonerger und noradrenerger schmerzmodulierender Systeme in Hirnstamm und Zwischenhirn. Für diese Annahme spricht die Tatsache, dass die modernen selektiven Serotoninwiederaufnahmehemmer bei chronischen Spannungskopfschmerzen nur wenig wirksam sind.

Praxistipp

Bei Patienten mit chronischem Kopfschmerz und Schlafstörungen sollten eher sedierend wirkende Thymoleptika wie Amitriptylin oder Amitriptylinoxid eingesetzt werden. Bei Patienten mit Antriebsstörungen und verstärkter Müdigkeit kommen Clomipramin oder Imipramin in Frage.

Beim Einsatz von Antidepressiva in der Schmerztherapie sollten die folgenden Punkte beachtet werden:

- Den Betroffenen muss erklärt werden, dass die Antidepressiva zur Schmerztherapie und nicht primär zur antidepressiven Behandlung eingesetzt werden.
- Die meisten Beipackzettel von Antidepressiva enthalten keine Hinweise auf die schmerztherapeutische Wirkung.
- Die Dosierung sollte zu Beginn sehr niedrig erfolgen und angepasst an die Nebenwirkungen sehr langsam gesteigert werden. Ist ein ausreichender Effekt erzielt worden, sollte auf ein retardiertes Präparat umgestellt werden.
- Die schmerztherapeutische Dosis beträgt zwischen 10 und 50% der antidepressiv wirksamen Dosis.
- Die Patienten müssen zu Beginn der Behandlung auf die zunächst sehr unangenehmen, meist anticholinergen Nebenwirkungen hingewiesen werden.
- Die Patienten müssen darauf aufmerksam gemacht werden, dass die schmerzlindernde Wirkung meist mit einer zeitlichen Verzögerung von einigen Tagen bis zu 2 Wochen eintritt. In dieser Zeit werden die Nebenwirkungen geringer.
- Wird ein rascher Therapieerfolg gewünscht oder soll eine rasche Beurteilung möglich sein, ob die Substanz wirksam ist, empfiehlt sich zu Beginn die parenterale Gabe (hierbei sind die Nebenwirkungen ausgeprägter) mit konsekutiver Umstellung auf orale Gabe.
- Jeder Arzt sollte nur je ein sedierendes und ein stimmungsaufhellendes Antidepressivum benutzen, dessen Nebenwirkungen und Kontraindikationen er genau kennt.
- Die modernen Serotoninwiederaufnahmehemmer sind schmerztherapeutisch kaum oder nicht wirksam (z.B. Fluoxetin). Dies gilt auch für die modernen selektiven MAO-Hemmer.

- Bei Patienten mit gleichzeitig bestehenden Schlafstörungen (entweder durch die Schmerzen oder unabhängig hiervon) eher sedierende Thymoleptika wie Amitriptylin (retard), Amitriptylinoxid und Doxepin mit Gabe vor dem Zubettgehen einsetzen.
- Bei Antriebsminderung und depressiver Verstimmung eher antriebssteigernde Thymoleptika wie Imipramin, Clomipramin und Desipramin in Dosierungen morgens und mittags einsetzen.
- Bei gleichzeitig bestehender Depression Aufdosierung bis in antidepressiv wirksame Bereiche.

Die initiale Dosis von Amitriptylin beträgt 25 mg, bei älteren Menschen 10 mg. Der therapeutische Bereich in der Schmerztherapie liegt zwischen 25 und 100 mg zur Nacht. Die antidepressiv wirksamen Dosen liegen zwischen 75 und 150 mg. Die initiale Dosis von Amitriptylinoxid beträgt 30 mg, die Dosis im Bereich der Schmerztherapie 60 – 90 mg. Die initiale Dosis von Doxepin beträgt 10 mg, die schmerztherapeutisch optimal wirksame Dosis beträgt 50 – 100 mg. Die Anfangsdosis von Imipramin beträgt 10 mg, die schmerztherapeutisch wirksame Dosis 50 – 100 mg. Die initiale Dosis von Clomipramin beträgt 10 mg, die schmerztherapeutische Dosis 25 – 50 mg. Tab. 6.**7** führt einige Beispiele häufig eingesetzter Thymoleptika auf. Bei parenteraler Anwendung liegt die initiale Dosis von Amitriptylin bei 25 mg, die von Doxepin bei 20 mg.

Tab. 6.**7** Thymoleptika für die Therapie des chronischen Spannungskopfschmerzes

Substanzen	Markenname (Beispiel)	Dosis (mg)	Höchstdosis (mg)
Amitriptylin	Saroten®	25 – 75	150
Amitriptylinoxid	Equilibrin®	30 – 60	90
Clomipramin	Anafranil®	25 – 75	150
Imipramin	Tofranil®	25 – 75	150
Doxepin	Aponal® Sinquan®	25 – 75	150
Maprotilin	Ludiomil®	25 – 75	150

Nebenwirkungen: Alle trizyklischen Antidepressiva haben eine Vielzahl unangenehmer Nebenwirkungen, die allerdings im Laufe der Behandlung deutlich weniger werden. Bei entsprechender Aufklärung und langsamer Dosissteigerung tolerieren allerdings die meisten Patienten die Medikamente. Zu Beginn der Behandlung stehen die typischen anticholinergen Nebenwirkungen wie Mundtrockenheit, Obstipation, Urinretention, Akkommodationsstörungen, Mydriasis und Potenzstörungen im Vordergrund. Unangenehme Nebenwirkungen sind weiterhin orthostatische Regulationsstörungen, Müdigkeit, unsystematischer Schwindel und Haltetremor der Hände. Seltene Nebenwirkungen sind Reizleitungsstörungen am Herzen, Senkung der Krampfschwelle, delirante Zustände bei vorbestehenden Hirnschäden (z.B. nach Contusio cerebri) und allergische Reaktionen im Sinne einer Agranulozytose oder Thrombozytopenie. Extrem selten sind Leberschäden.

Das Nutzen-Risiko-Verhältnis ist günstig. Die Substanzen können über lange Zeit ohne Organschäden eingenommen werden. Es besteht keine Sucht- oder Abhängigkeitsgefahr.

Kontraindikationen: Absolute Kontraindikationen sind: Glaukom (zu Beginn der Behandlung bei älteren Menschen Augendruck messen), Prostatahypertrophie mit Restharnbildung (ggf. Behandlung der Prostatahypertrophie vor Therapiebeginn), schwere Herzerkrankungen wie Zustand nach Myokardinfarkt, gravierende Herzrhythmusstörungen oder Herzinsuffizienz, AV-Block 2. und 3. Grades (im Zweifelsfall Internisten hinzuziehen), vorbestehende Hirnerkrankungen wie Epilepsie oder strukturelle Hirnschäden (posttraumatische Läsion, postenzephalitische Läsion), manifeste Psychose.

Relative Kontraindikationen sind: chronische Störungen der Leber- oder Nierenfunktion, Schwangerschaft, Stillzeit, therapeutisch eingestellte Epilepsie, absolute Arrhythmie.

Wechselwirkungen: Die Wirkung zentral dämpfender Substanzen wie Benzodiazepine, Barbiturate oder Alkohol werden verstärkt. Die Kombination mit MAO-Hemmern ist kontraindiziert.

Medikamentöse Therapie der 2. Wahl

Sind klassische trizyklische Antidepressiva nicht wirksam, können Therapieversuche mit Tizanidin (3 mg/d), Naproxen (500 mg/d), Acetylsalicylsäure (300 mg/d), Sulpirid (3 × 50 mg) oder Monoaminooxidasehemmer wie Tranylcyprominsulfat (Jatrosom® N) unternommen werden. Die Behandlung mit Monoaminooxidasehemmern sollte allerdings einem Neurologen oder Nervenarzt überlassen werden, da vielfältige Nebenwirkungen bestehen und eine spezifische Diät notwendig ist. In Einzelfällen sind auch selektive Serotoninwiederaufnahmehemmer wie Fluoxetin oder Paroxetin wirksam (Tab. 6.**8**).

- Sulpirid (3 × 50 mg/d)
- Naproxen (500 mg/d)
- Tizanidin (3 mg/d) ??
- Fluoxetin (20 mg/d) ??
- Paroxetin (20 – 40 mg/d) ??

Tab. 6.8 Medikamentöse Therapie der 2. Wahl beim chronischen Spannungskopfschmerz

Botulinumtoxin

In kleineren offenen Studien war die Injektion kleiner Mengen von Botulinumtoxin in die perikranielle Muskulatur und die Nacken- bzw. Schultermuskeln in der Lage, die Intensität des Spannungskopfschmerzes zu lindern. Dies ließ sich in einer großen plazebokontrollierten Studie nicht replizieren.

Nicht medikamentöse Therapie

Elementar für die Behandlung chronischer Spannungskopfschmerzen ist die frühe Kombination medikamentöser und nicht medikamentöser Therapieverfahren. Beim Spannungskopfschmerz bewährt hat sich die progressive Muskelrelaxation nach Jacobson. Die Wirkung kommt wahrscheinlich dadurch zustande, dass über die repetitive Anspannung und Relaxation von Muskeln, insbesondere Muskeln im Bereich des Gesichtes, der Stirn, der Kaumuskulatur, der Nacken- und Schultermuskulatur ein vermehrter Einstrom physiologischer und damit normaler Signale über Muskelspannung und Muskellänge an das Zentralnervensystem erfolgt. Die Methode kann relativ leicht erlernt und im Gegensatz zum autogenen Training auch am Arbeitsplatz und beim Autofahren angewandt werden. Eine Anleitung ist meistens nur für die ersten 3 – 4 Sitzungen notwendig. Angeboten werden entsprechende Kurse von den Volkshochschulen und von Verhaltenspsychologen.

Praxistipp

Wenn Sie mehrere Patienten mit chronischen Spannungskopfschmerzen betreuen, lohnt es sich, diese in einer Therapiegruppe zusammenzufassen und ihnen mit 3 – 5 Sitzungen im Abstand von 1 Woche die Technik der progressiven Muskelrelaxation nach Jacobson zu vermitteln.

Weiterhin wirksam, aber in der Regel schwer zugänglich, ist das Stressbewältigungstraining, das über Verhaltenspsychologen vermittelt wird.

6.7 Therapieversagen

Berichtet ein Patient über völlig unveränderte Kopfschmerzen unter Therapie, sollte der behandelnde Arzt überprüfen, ob eventuell ein fortgesetzter Abusus von Nicht-Opioid- oder Opioid-Analgetika ggf. auch in Kombination mit Mutterkornalkaloiden besteht. Solange diese Medikamente täglich oder fast täglich eingenommen werden, sind sowohl medikamentöse wie nicht medikamentöse Verfahren zur Prophylaxe des Spannungskopfschmerzes wirkungslos. Überprüft werden muss auch die Compliance, da insbesondere beim Verschreiben von trizyklischen Antidepressiva Patienten wegen der unangenehmen Nebenwirkungen die Therapie früh abbrechen. Weiterhin sollte auch im Zweifelsfall nochmals die Diagnose überprüft werden (Tab. 6.**9**).

– fortgesetzter Analgetika-Abusus
– zu kurzer Therapieversuch
– schlechte Compliance
– falsche Diagnose

Tab. 6.**9** Gründe für Therapieversagen bei chronischem Spannungskopfschmerz

Praxistipp

Machen Sie den Patienten schon zu Beginn der Therapie darauf aufmerksam, dass ein völliges Verschwinden der Kopfschmerzen nicht erreicht werden kann. Ein optimales Therapieergebnis bedeutet beim chronischen Spannungskopfschmerz eine Reduktion der Kopfschmerzintensität um 30–50%.

6.8 Kombinationskopfschmerz

Bei vielen Patienten lässt sich durch eine sorgfältige Anamnese eruieren, dass sie sowohl an einem chronischen Spannungskopfschmerz wie an einer Migräne leiden. In diesen Fällen wird eine Kombinationstherapie vorgenommen, wobei bevorzugt β-Rezeptorenblocker zur Prophylaxe der Migräne mit niedrig dosierten trizyklischen Antidepressiva wie Amitriptylin, Clomipramin oder Doxepin kombiniert werden.

6.9 Unwirksame Therapien

Unwirksam oder obsolet in der Behandlung des chronischen Spannungskopfschmerzes ist die regelmäßige Gabe von Schmerzmitteln, insbesondere Kombinationspräparaten, die neben Analgetika Antihistaminika, Koffein oder B-Vitamine enthalten. Unwirksam sind Neuroleptika, Mutterkornalkaloide, Opioide und Tranquilizer. Ebenfalls sinnlos ist das Extrahieren von Zähnen, Operationen der Nasennebenhöhlen, eine Begradigung der Nasenscheidewand, Ozontherapie, spezielle Diäten und Manualtherapie der Halswirbelsäule.

7 Cluster-Kopfschmerz

7.1 Epidemiologie

Der Cluster-Kopfschmerz ist außerordentlich selten. Die Prävalenz beträgt etwa 1 : 1000. Männer sind gegenüber Frauen im Verhältnis 4 : 1 überrepräsentiert. Das typische Erkrankungsalter liegt jenseits des 20. Lebensjahres mit einem Gipfel für die Erstmanifestation zwischen dem 30. und 40. Lebensjahr. Früher wurde der Cluster-Kopfschmerz als Bing-Horton-Syndrom bezeichnet.

7.2 Klinik

„Cluster“ bedeutet im Englischen Häufung. Dies rührt daher, dass der episodische Cluster-Kopfschmerz zeitlich begrenzt in Perioden auftritt mit längeren beschwerdefreien Intervallen. Die einzelnen Attacken sind immer einseitig und wechseln fast nie die Seite. Sie dauern zwischen 30 und 90 Minuten. Die Schmerzintensität ist stark bis unerträglich. Der Schmerzcharakter wird als bohrend und stechend beschrieben. Der Hauptschmerz liegt retroorbital, periorbital, im Bereich der Stirn und der Schläfenregion. Im Gegensatz zu Patientinnen und Patienten mit Migräne können die meisten Patienten mit Cluster-Kopfschmerz während der Attacke nicht ruhig liegen, sondern laufen entweder auf und ab („pacing around“) oder führen mit dem Oberkörper rhythmische Bewegungen aus (Tab. 7.**1**).

Typische vegetative Begleiterscheinungen sind Nasenlaufen, eine Ptose, Miosis, Lakrimation und gelegentlich eine Gesichtsrötung. Die einzelnen Episoden dauern zwischen 2 Wochen und 2 Monaten. Besonders häufig treten die Cluster-Perioden im Frühjahr und im Herbst auf. Interessant ist die Tatsache, dass viele der Attacken mit einer fast regelhaften Periodizität auftreten. Bei einem Teil der Patienten treten die Attacken fast immer zur selben Uhrzeit nachts aus dem Schlaf heraus auf.

Unterschieden werden nach Häufigkeit der episodische und der chronische Cluster-Kopfschmerz. Etwa drei Viertel der Patienten leiden unter dem episodischen Cluster-Kopfschmerz. Ein Viertel der Betroffenen leidet unter einem chronischen Cluster-Kopfschmerz, bei dem abgrenzbare Cluster-Perioden nicht mehr zu identifizieren sind. Bei der

Tab. 7.1 Charakterisierung des Syndroms Cluster-Kopfschmerz

Prävalenz:	< 1 %
Geschlecht:	Frauen/Männer = 1 : 4
Erkrankungsalter:	30. – 60. Lebensjahr
Periodik/Frequenz:	1 – 3 Episoden/Jahr, über 2 – 6 Wochen, täglich
Seitigkeit:	immer einseitig
Attackenbeginn:	häufig gleiche Uhrzeit, meist nachts
Attackendauer:	30 – 90 Minuten
Episodendauer:	1 – 2 Monate
Schmerzintensität:	stark bis unerträglich
Schmerzcharakter:	bohrend, stechend
Schmerzlokalisation:	retroorbital, periorbital, temporal
Akzentuierungsfaktoren:	Bewegung vermindert den Schmerz
Vegetative Symptome:	Rhinorrhö, Ptose, Miosis, Lakrimation, Gesichtsrötung
Heredität:	positiv
Einteilung:	episodisch, chronisch

Hälfte der Patienten mit chronischem Cluster-Kopfschmerz entwickelt sich dieser aus einem episodischen Spannungskopfschmerz, bei den übrigen Patienten tritt er primär als chronischer Cluster-Kopfschmerz auf.

7.3 Pathogenese

Die Pathogenese des Cluster-Kopfschmerzes ist weitgehend ungeklärt. Es gibt allerdings eindeutig eine genetische Komponente. Betrachtet man die Symptome, muss man davon ausgehen, dass der „Fokus" der Entstehung der Symptome am ehesten im Sinus cavernosus, einer Struktur hinter der Orbita, zu suchen ist. Der Sinus cavernosus sammelt das venöse Blut aus den großen Sinus des Gehirns. Durch den Sinus cavernosus ziehen die Arteria carotis interna, der Nervus oculomotorius sowie parasympathische und sympathische Fasern. Möglicherweise kommt es in Analogie zur Migräne während der Attacke zu einer aseptischen Entzündung im Sinus cavernosus. Dies könnte den Schmerz, die vegetativen Begleiterscheinungen und das Horner-Syndrom erklären, die während der Attacke auftreten. Auf diese Weise könnte auch erklärt werden, warum Aufstehen und Herumgehen die Symptome mildert, da auf diese Weise rein mechanisch durch den Druckgradienten der Sinus cavernosus entlastet wird. Messungen der Hirndurchblutung während der Clusterattacken mit der Positronenemissionstomographie (PET) zeigten einen Fokus erhöhter metabolischer und neuronaler Aktivität im Hypothalamus. Da der Hypothalamus für die Steuerung der „Inneren Uhr“ verantwortlich ist, könnte dies gut die Periodizität der Erkrankung erklären. Ein Tiermodell für den Cluster-Kopfschmerz existiert nicht.

7.4 Differenzialdiagnose

Am häufigsten wird der Cluster-Kopfschmerz mit der Trigeminusneuralgie verwechselt. Bei der Trigeminusneuralgie liegt der Ausgangspunkt der Schmerzen meist im Kiefer- und Ohrbereich, und die Schmerzen strahlen von dort ins Auge, in den Oberkiefer oder in den Unterkiefer ein. Die Schmerzattacken bei der Trigeminusneuralgie sind nur Sekundenbruchteile oder Sekunden lang. Die Intensität ist allerdings vergleichbar mit dem Cluster-Kopfschmerz.

Beim erstmaligen Auftreten können die Attacken auch mit einem Glaukom verwechselt werden, bei dem es ebenfalls zu heftigsten retroorbitalen Schmerzen kommt. Bei der klinischen Untersuchung ist dann allerdings bei der Palpation des Bulbus die Diagnose leicht zu stellen. Cluster-Kopfschmerzen treten extrem selten jenseits des 55. Lebensjahres auf. Kommt es zu entsprechenden klinischen Symptomen, muss differenzialdiagnostisch am ehesten an einen symptomatischen Cluster-Kopfschmerz im Rahmen einer Karotisdissektion oder einer Metastase beispielsweise eines Bronchialkarzinoms im Bereich der Schädelbasis und im Bereich des Sinus cavernosus gedacht werden. In diesen Fällen ist dann zur Diagnostik ein Computertomogramm mit einem Dünnschicht-Knochenfenster der Schädelbasis und der Gabe von Kontrastmittel unabdingbar.

7.5 Akuttherapie

Einzelne Cluster-Kopfschmerzattacken sprechen auf die Inhalation von 100%igem Sauerstoff, 7 l/min, an (Tab. 7.**2**). Die Patienten sollten dabei vornübergebeugt sitzen. Die Applikation erfolgt am besten über die durchsichtige Sauerstoffmaske. Wenn diese Form der Therapie wirksam ist, kann ein entsprechendes Sauerstoffgerät für zu Hause aber auch für den Arbeitsplatz verschrieben werden.

Tab. 7.2 Akuttherapie des Cluster-Kopfschmerzes

- Sauerstoff-Insufflation (7 l/min)
- Xylocain (lokal intranasal)
- Dihydroergotamin (2 mg s.c.)
- Sumatriptan (6 mg s.c.)
- Zolmitriptan Nasenspray (5 mg, voraussichtlich ab Herbst 2002 erhältlich)

Bei einem deutlich geringeren Teil der Patienten ist die intranasale Applikation von 2–4%igem Xylocain wirksam. Dieses wird in das ipsilaterale Nasenloch eingesprüht und soll das Ganglion sphenopalatinum blockieren.

Leider steht die Inhalationsform von Ergotamintartrat, die beim Cluster-Kopfschmerz gut wirksam war, in Deutschland nicht mehr zur Verfügung. Als Alternativen kommen Sumatriptan 6 mg subkutan oder Dihydroergotamin 1–2 mg subkutan in Frage. Sumatriptan ist kommerziell als Ampulle für den Autoinjektor erhältlich. Wird Dihydroergotamin angewandt, muss der Patient wie ein Diabetiker entsprechend in der subkutanen Injektionstechnik trainiert werden. Ab Herbst 2002 wird Zolmitriptan als Nasenspray in einer Dosierung von 5 mg zur Therapie der Clusterattacke verfügbar sein.

Die Gabe von Ergotamintartrat, Dihydroergotamin oder Sumatriptan in oraler Form bzw. als Zäpfchen ist sinnlos, da bis zum Wirkungseintritt dieser Substanzen die Attacke meist spontan abgeklungen ist. Unwirksam sind peripher wirksame Analgetika. In Einzelfällen sprechen Patienten auf die Gabe von Opioiden wie Tramadol an.

7.6 Prophylaxe des Cluster-Kopfschmerzes

Die Behandlung des Cluster-Kopfschmerzes ist sowohl in der Akuttherapie als auch in der Prophylaxe außerordentlich schwierig (Tab. 7.**3**). Basistherapeutikum ist Veramapil (z. B. Isoptin®). Die initiale Dosis beträgt 40 mg und kann bei Frauen bis 240 mg, bei Männern bis 480 mg/d erhöht werden. Erfolgt die Dosissteigerung langsam, spielt die blutdrucksenkende Wirkung kaum eine Rolle. Als Therapieerfolg ist anzusehen, wenn die Häufigkeit und Schwere der Attacken um 50% reduziert wird.

Medikament der zweiten Wahl ist das alte Migräneprophylaktikum Methysergid (Deseril® retard). Die Initialdosis beträgt 0,5 mg, die maximale Dosis 2 × 2 mg. Auch hier muss die Behandlung einschleichend erfolgen. Methysergid hat interessanterweise bei Migränepatienten eine

Tab. 7.3 Prophylaxe des Cluster-Kopfschmerzes

	Wirkstoff	Dosis
1. Basis:	Verapamil	240 mg/d, einschleichend
2. Additiv:	Methysergid	bis 6 mg/d, einschleichend
3. Additiv:	Lithium	450 mg (Spiegel)

Empfehlung: Medikation außerhalb der Basis durch Spezialisten

Vielzahl von Nebenwirkungen, wird aber von Patienten mit Cluster-Kopfschmerz sehr viel besser toleriert. Die Behandlungsdauer muss jeweils auf 3 – 6 Monate begrenzt sein, da bei längerer Anwendung in Einzelfällen (1 : 9000) Retroperitonealfibrosen und Lungenfibrosen beobachtet wurden.

Medikament der dritten Wahl ist Lithium. Die Dosissteigerung erfolgt langsam, bis ein Spiegel von 0,8 – 1 µg/ml erreicht ist. Lithium hat eine Vielzahl von Nebenwirkungen und führt u. a. zu Tremor und Polyurie. Die Patienten müssen darauf aufmerksam gemacht werden, dass es nicht mit nichtsteroidalen Antirheumatika kombiniert werden darf, da die Substanzen sich bei der Ausscheidung in der Niere kompetitiv hemmen und es so zu einer Niereninsuffizienz oder zu einer Lithium-Intoxikation kommen kann.

Praxistipp

Wenn die Prophylaxe des Cluster-Kopfschmerzes in der Monotherapie mit einer der genannten Substanzen nicht ausreichend wirksam ist, sollte der Patient an eine Spezialeinrichtung oder einen Kopfschmerz-Spezialisten überwiesen werden.

Durch den Fachmann kann auch eine Kombination der genannten Prophylaktika in Zweier- und/oder Dreierkombinationen versucht werden.

Umschriebene Cluster-Perioden, deren Dauer bekannt ist, können gelegentlich durch die Gabe von Prednison durchbrochen werden. Die initiale Dosis beträgt 100 mg am Tag und wird in den darauffolgenden Tagen an jedem 2. Tag um 20 mg reduziert und wieder abgesetzt. Gelegentlich gelingt es auch, mit einem Cortison-Stoß beim chronischen Cluster-Kopfschmerz eine 2- bis 6-wöchige beschwerdefreie Periode zu induzieren. Eine Daueranwendung von Cortison ist allerdings wegen der schwerwiegenden Langzeit-Nebenwirkungen kontraindiziert. Beim episodischen Cluster-Kopfschmerz mit bekannten Uhr- oder Tageszeiten für den Beginn der Attacken kann auch Ergotamin prophylaktisch 2–3 Stunden vor der zu erwartenden Attacke gegeben werden.

7.8 Unwirksame Therapien

In der Akutbehandlung sind unwirksam peripher wirksame Analgetika, Koffein, lokale Injektionen und Manualtherapie. In der Prophylaxe unwirksam sind Schmerzmittel, Opioide, Antiepileptika wie Carbamazepin, Clonidin, Hormone, Mutterkornalkaloide (DHE) und Neuroleptika (Tab. 7.**4**).

Tab. 7.**4** Unwirksame Substanzen und Verfahren zur Prophylaxe des Cluster-Kopfschmerzes

Substanzen	**Verfahren**
– Analgetika	– Biofeedback
– Carbamazepin	– Akupunktur
– Phenytoin	– physikalische Therapie
– Valproinsäure	– lokale Injektionen
– β-Blocker	– Psychotherapie
– Thymoleptika	– TENS
– Histaminantagonisten	

Vor mehreren Jahren wurde eine invasive Therapie propagiert, nämlich die Koagulation des Ganglion Gasseri analog der Behandlung der Trigeminusneuralgie. Bei einem Teil der Patienten ergab sich tatsächlich vorübergehend eine signifikante Reduktion der Häufigkeit und Schwere der Cluster-Attacken. Kommt es dann zum Wiederauftreten der Attacken, sprechen diese dann wohl aufgrund der erfolgten Deafferentierung nicht mehr auf Ergotamin oder Sumatriptan an, sodass langfristig die negativen Folgen dieser invasiven Therapie überwiegen. Wir raten daher von der Thermo- oder Kryokoagulation (Kälte) des Ganglion Gasseri ab.

Weiterhin unwirksam sind Biofeedback, lokale Injektionen, Psychotherapie, transkutane elektrische Nervenstimulation. Unter Akupunktur kann es zu einer Exazerbation der Cluster-Attacken kommen. Weiterhin unwirksam sind Manualtherapie und eine Behandlung mit Homöopathika.

8 Medikamenteninduzierter Dauerkopfschmerz

8.1 Definition

Von einem medikamenteninduzierten Dauerkopfschmerz spricht man bei häufigem oder täglichem konstantem Auftreten von Kopfschmerzen, die verschlechtert oder induziert werden durch die regelmäßige Einnahme von Schmerzmitteln und/oder spezifischen Migränemitteln (Tab. 8.**1**).

– regelmäßige oder häufige Einnahme von Ergotamin, Dihydroergotamin, Triptanen, und/oder analgetischen Mischpräparaten
– ursprünglicher Kopfschmerz, Migräne, Spannungskopfschmerz, posttraumatischer Kopfschmerz

Tab. 8.**1** Definition des medikamenteninduzierten Dauerkopfschmerzes

8.2 Epidemiologie

Die Epidemiologie des medikamenteninduzierten Dauerkopfschmerzes in der Bevölkerung liegt zwischen 0,5 und 1% der über 18-Jährigen. In spezialisierten Kopfschmerzpraxen und in Kopfschmerzambulanzen liegt die Häufigkeit dieses Krankheitsbildes bei 5 – 10% aller behandelten Patienten. Frauen sind gegenüber Männern im Verhältnis 3 – 5 : 1 überrepräsentiert. Der Gipfel der Inzidenz liegt zwischen dem 40. und 50. Lebensjahr. Dies liegt daran, dass meist 10 Jahre vergehen, bis im Rahmen der Grunderkrankung, sei es einer Migräne oder eines Spannungskopfschmerzes, Medikamente häufiger eingenommen werden, und weitere 5 – 10 Jahre, bis das Vollbild der klinischen Symptomatik manifest wurde.

8.3 Klinik

Die klinische Symptomatik hängt vom ursprünglichen Kopfschmerz und der Art der eingenommenen Medikamente ab. Liegt ursprünglich ein Spannungskopfschmerz vor und nehmen die Patienten analgetische Mischpräparate, so leiden sie unter einem täglich dumpf-drückenden Kopfschmerz, der tagesperiodisch nicht variiert, in den frühen Morgenstunden aber bedingt durch den Abfall der Blutspiegel der eingenommenen Medikamente akzentuiert ist. Vegetative Begleiterscheinungen werden hier nicht beobachtet. Die endgültige Zuordnung, ob es sich noch um einen chronischen Spannungskopfschmerz oder bereits ausschließlich um einen medikamenteninduzierten Dauerkopfschmerz handelt, kann nur nach dem Medikamentenentzug erfolgen.

Patienten, die ursprünglich unter einer Migräne leiden, erfahren durch die häufige Einnahme von Mutterkornalkaloiden oder spezifischen Migränemitteln wie den Triptanen zunächst erst eine Häufung der Attackenfrequenz oder eine Ausdehnung der Dauer der Attacken bei wiederholter Einnahme des Migränemittels. Im Zeitraum von 6 Monaten bis 5 Jahren häufen sich dann die Migräneattacken so, dass sie täglich oder jeden 2. Tag auftreten und auf diese Weise auch die regelmäßige Einnahme von Schmerz- und/oder Migränemitteln notwendig machen. Auf den eigentlichen Migränekopfschmerz mit seinem pulsierend-pochenden Charakter pfropfen sich dann dumpf-drückende, holokranielle Kopfschmerzen auf, die medikamenteninduziert sind. In den frühen Morgenstunden tritt dann meist eine migränetypische Symptomatik mit pulsierend-pochenden Kopfschmerzen, Übelkeit, Licht- und Lärmempfindlichkeit auf, die sich nach der Einnahme des entsprechenden Medikamentes bessern. Der eigentliche medikamenteninduzierte Dauerkopfschmerz bleibt aber dann über den ganzen Tag bestehen (Tab. 8.**2**).

Tab. 8.**2** Schmerzcharakter des medikamenteninduzierten Dauerkopfschmerzes

- dumpf-drückender Dauerkopfschmerz am Tage
- pulsierender pochender Kopfschmerz zum Teil einseitig in den frühen Morgenstunden (Rebound)

Typische Begleiterscheinungen der regelmäßigen Medikamenteneinnahme sind bei Analgetika wie Acetylsalicylsäure Magenschmerzen und Anämie (Blutverlust), bei Metamizol selten Blutbildveränderungen, bei Paracetamol gelegentlich erhöhte Leberwerte und bei nichtsteroidalen Antirheumatika Magenschmerzen und gelegentlich gastrointestinale Blutungen. Unter häufiger Einnahme von Ergotamin oder DHE entwickelt sich das klinische Bild des Ergotismus mit kalten Akren,

Abschwächung der peripheren Pulse, abdominellen Beschwerden mit Wechsel von Diarrhö und Obstipation, Bauchschmerzen und in Extremfällen eine koronare Herzerkrankung mit Angina-pectoris-Anfällen.

Praxistipp

Die Diagnose des medikamenteninduzierten Dauerkopfschmerzes kann mit 3 Fragen gestellt werden:

1. Wie häufig haben Sie Kopfschmerzen?
   (Antwort: täglich)
2. Wie behandeln Sie Ihre Kopfschmerzen?
   (Antwort: mit Schmerz- oder Migränemitteln)
3. Wie häufig nehmen Sie diese Mittel?
   (Antwort: täglich oder jeden 2. Tag)

8.4 Pathophysiologie

Die Pathophysiologie des medikamenteninduzierten Dauerkopfschmerzes ist nicht bekannt. Auffällig ist allerdings, dass fast alle der Betroffenen ursprünglich an einer idiopathischen Kopfschmerzform, sei es Migräne oder Spannungskopfschmerz, oder an einem posttraumatischen Kopfschmerz litten. Die De-novo-Entwicklung eines medikamenteninduzierten Dauerkopfschmerzes bei Personen, die Dihydroergotamin zur Behandlung des niedrigen Blutdrucks oder nicht-steroidale Antirheumatika bei rheumatischen Erkrankungen oder Rückenschmerzen einnehmen, ist sehr selten. Wahrscheinlich kommt es durch die regelmäßige Einnahme dieser Medikamente bei entsprechender Disposition zu einer erhöhten Erregbarkeit zentraler Rezeptoren (z. B. Serotoninrezeptoren) oder von Rezeptoren in den Gefäßwänden (beispielsweise durch Ergotamin oder Triptane). Interessant ist, dass Personen mit einem Cluster-Kopfschmerz keinen medikamenteninduzierten Dauerkopfschmerz entwickeln.

Epidemiologische Studien zeigen eindeutig, dass die Gefahr des medikamenteninduzierten Dauerkopfschmerzes größer ist, wenn statt Monosubstanzen Mischpräparate eingenommen werden, insbesondere solche, die psychotrope Substanzen wie Codein oder Koffein enthalten. Koffein allein kann bei längerer Anwendung nach Absetzen zu Kopfschmerzen führen oder Migräneattacken auslösen.

8.5 Therapie

Die einzige Möglichkeit, den medikamenteninduzierten Dauerkopfschmerz zu behandeln, ist der Medikamentenentzug. Dieser kann wahlweise ambulant oder stationär durchgeführt werden. Es ist wichtig, dem Patienten zu vermitteln, dass alle Versuche einer medikamentösen oder nicht-medikamentösen Therapie des zugrunde liegenden Kopfschmerzes sinnlos sind, solange regelmäßig Schmerzmittel und/oder spezifische Migränemittel eingenommen werden.

8.5.1 Ambulanter Medikamentenentzug

Ein ambulanter Medikamentenentzug kann versucht werden, wenn der medikamenteninduzierte Dauerkopfschmerz weniger als 2 Jahre besteht, keine psychotropen Substanzen eingenommen werden, eine hohe Motivation des Patienten besteht und die Mithilfe durch Familie oder Freunde gewährleistet ist (Tab. 8.**3**).

Tab. 8.**3** Indikation zum ambulanten Medikamentenentzug

- Einnahme von analgetischen Kombinationspräparaten
- isolierte Einnahme von Ergotamin/Triptan
- keine Kombination mit Tranquilizern oder Codein
- hohe Motivation des Patienten
- Mithilfe durch die Familie oder Freunde

Die Patienten müssen zunächst über den Entstehungsmechanismus der Kopfschmerzen und die geplante Therapie aufgeklärt werden. Der Beginn des Medikamentenentzugs sollte bevorzugt an einem Wochenende liegen, damit die Betroffenen die Möglichkeit haben, bei der dann auftretenden Exazerbation von Kopfschmerzen und vegetativen Begleiterscheinungen das Bett aufzusuchen. Zunächst werden alle Medikamente abrupt abgesetzt. Als Bedarfmedikation gegen Übelkeit und Erbrechen wird Metoclopramid in Form von Tropfen oder Zäpfchen gegeben. Die Behandlung des Entzugskopfschmerzes kann mit 2 – 3 × 500 mg Naproxen erfolgen unter der Voraussetzung, dass zuvor nicht ein nichtsteroidales Antirheumatikum missbräuchlich benutzt wurde. Wichtig ist es, unmittelbar nach dem Medikamentenentzug eine strukturierte Prophylaxe des ursprünglichen Kopfschmerzes, sei es eine Migräne oder ein Spannungskopfschmerz, einzuleiten. Hilfreich ist, wenn die Patienten schon vor dem Medikamentenentzug die Techniken der später anzuwendenden nicht medikamentösen Prophylaxe erlernen wie die progressive Muskelrelaxation nach Jacobson.

8.5.2 Stationärer Medikamentenentzug

Ein stationärer Medikamentenentzug sollte bevorzugt in einer in dieser Therapie erfahrenen Abteilung für Neurologie oder einer Schmerzklinik erfolgen. Die Patienten sollten nicht in eine psychiatrische Klinik eingewiesen werden, da die Kollegen dort mit diesem Problem meist nicht vertraut sind und die Patienten unnötigerweise stigmatisiert werden.

Die Indikation für einen stationären Medikamentenentzug kann Tab. 8.**4** entnommen werden.

Tab. 8.**4** Indikation zum stationären Medikamentenentzug

- langjähriger medikamenteninduzierter Dauerkopfschmerz (> 5 Jahre)
- zusätzliche Einnahme psychotroper Substanzen (Schlafmittel, Tranquilizer, Anxiolytika)
- regelmäßige Einnahme von Migränemittel, die Codein enthalten
- mehrere erfolglose Selbstentzüge
- Angst des Patienten vor dem ambulanten Entzug
- hoher Leistungsanspruch
- ungünstige familiäre Begleitumstände
- ausgeprägte Begleitdepression

In der Klinik werden ebenfalls alle Schmerz- und Migränemittel abrupt abgesetzt. Eine zuvor eingeleitete medikamentöse Behandlung der Migräne oder des Spannungskopfschmerzes wird allerdings beibehalten. Da in der Entzugsphase sehr heftige Kopfschmerzen mit heftiger vegetativer Begleitsymptomatik meist mit Erbrechen erfolgt, muss die Überbrückungsmedikation manchmal parenteral gegeben werden. Diese besteht je nach Intensität und Häufigkeit des Erbrechens in der parenteralen Gabe von Metoclopramid (Paspertin®) und bei starken Entzugskopfschmerzen in der intravenösen Gabe von Acetylsalicylsäure 500–1000 mg alle 8 Stunden (Aspisol®). Prednison (anfangs 80 mg, dann 60 und 40 mg) über 3 Tage lindert sowohl den Entzugskopfschmerz wie die vegetativen Begleiterscheinungen des Entzuges. Kommt es zu ausgeprägten Unruhezuständen, kann die Sedierung durch niedrigpotente Neuroleptika wie Thioridazin, z.B. 30–60 mg Melleril retard® erfolgen.

Tranquilizer und Codein dürfen nicht schlagartig abgesetzt werden. Bei Tranquilizern wird die Dosis jeden Tag um 10–20% der Initialdosis reduziert. Codein wird zunächst auf eine äquivalente Dosis von retardiertem Codein umgestellt (DHC® retard) und dann langsam die Dosis reduziert. Auf diese Weise können die unangenehmen Nebenwirkungen des Morphinentzugs vermieden werden.

8.5.3 Nachbetreuung

Nach dem Medikamentenentzug müssen die Patienten regelmäßig nachbetreut werden mit dem Ziel, durch eine entsprechende medikamentöse oder nicht medikamentöse Prophylaxe die Häufigkeit und Schwere der dann noch auftretenden Kopfschmerzen so weit zu reduzieren, dass nicht wieder ein Rückfall in die häufige Medikamenteneinnahme erfolgt.

Nach einer gewissen Karenzzeit von 4–8 Wochen kann dem Patienten mit einer ausreichenden Prophylaxe durchaus wieder gestattet werden, das ursprünglich eingenommene Migränemittel zu benutzen. Es muss dann allerdings eine strikte Limitierung der Dosis pro Attacke und pro Monat erfolgen. Pro Attacke dürfen nicht mehr als 3 Dosierungen, pro Woche nicht mehr als 5 Dosierungen und pro Monat nicht mehr als 12 Dosierungen eines Migränemittels appliziert werden.

Besteht vor dem Medikamentenentzug eine ausgeprägte Begleitdepression, wird diese nach psychiatrischen Regeln mit Thymoleptika, in diesem Fall bevorzugt mit trizyklischen Thymoleptika, behandelt.

Spezialistentipp

Bei Patienten mit Migräne als ursprünglichem Kopfschmerz sollte die Migräneprophylaxe mit β-Rezeptorenblockern bereits 4–6 Wochen vor dem stationären Medikamentenentzug beginnen. Unter β-Rezeptorenblockern sind die vegetativen Begleiterscheinungen des Medikamentenentzugs deutlich geringer ausgeprägt. Die prophylaktische Wirkung setzt bereits kurz nach dem Medikamentenentzug ein.

9 Seltene idiopathische Kopfschmerzen

9.1 Chronische paroxysmale Hemikranie (CPH)

Die chronische paroxysmale Hemikranie ist außerordentlich selten und hat eine Häufigkeit von 1 : 1000. Frauen sind im Verhältnis zu Männern mit 15 : 1 überrepräsentiert. Das typische Erkrankungsalter liegt zwischen dem 15. und 25. Lebensjahr. Die Kopfschmerzen treten ähnlich wie der Cluster-Kopfschmerz meist in Perioden gehäuft auf. Es handelt sich um einen fast immer einseitigen Kopf- und Gesichtsschmerz, wobei die einzelnen Attacken 5 – 20 Minuten anhalten. Die Attacken sind häufig und können 5 – 20-mal pro Tag auftreten. Die Schmerzen werden als stechend pulsierend von mittlerem bis starkem Charakter beschrieben. Sie sind überwiegend temporofrontal lokalisiert (Tab. 9.**1**).

Tab. 9.**1** Charakterisierung des Syndroms chronische paroxysmale Hemikranie

Prävalenz:	< 0,01 %
Geschlecht:	Frauen/Männer = 15 : 1
Erkrankungsalter:	15. – 30. Lebensjahr
Periodik/Frequenz:	meist episodisch
Seitigkeit:	(nicht) immer einseitig, (nicht) immer dieselbe Seite
Attackenbeginn:	diffus, nie nachts
Attackendauer:	5 – 20 Minuten
Attackenfrequenz:	5 – 20/Tag
Schmerzintensität:	mittel bis stark
Schmerzcharakter:	stechend pulsierend
Schmerzlokalisation:	temporofrontal
Akzentuierungsfaktoren:	keine
Vegetative Symptome:	Lakrimation, Rhinorrhö, Ptose
Heredität:	nicht bekannt
Besonderheit:	reagiert auf NSAR (Indometacin)

Gelegentlich kann ähnlich wie beim Cluster-Kopfschmerz Lakrimation, Rhinorrhö und Ptose auftreten. Die Pathophysiologie ist nicht bekannt. Typisch ist, dass die chronische paroxysmale Hemikranie prompt auf nichtsteroidale Antirheumatika wie Indometacin anspricht. Wirken nichtsteroidale Antirheumatika nicht, können auch andere Substanzen, wie sie zur Behandlung des Cluster-Kopfschmerzes und zur Migräne eingesetzt werden, versuchsweise gegeben werden. Bei therapierefraktären Fällen kann ein Therapieversuch mit einem retardierten Opioid (z. B. MST) durchgeführt werden.

9.2 Zervikogener Kopfschmerz

Der eigentliche zervikogene Kopfschmerz ist selten. Er wird allerdings viel zu häufig diagnostiziert. Es handelt sich um einen einseitigen Schmerz, der vom Nacken ausgeht und über die Parietalregion ins Gesicht einstrahlt (Tab. 9.**2**). Er hat einen stechenden und drückenden Charakter. Gelegentlich kann der Schmerz auch pulsierend sein. Vegetative Begleiterscheinungen sind meist nur gering ausgeprägt. Typisch für den zervikogenen Kopfschmerz ist, dass er durch bestimmte Kopfhaltungen oder Halsbewegungen ausgelöst werden kann. Wird eine längere Zeit eine andere Kopfposition eingenommen, bessern sich die Kopfschmerzen wieder oder verschwinden.

Tab. 9.**2** Charakterisierung des Syndroms zervikogener Kopfschmerz

Prävalenz:	< 1 %
Geschlecht:	Frauen/Männer 1 : 1
Erkrankungsalter:	> 40. Lebensjahr
Periodik/Frequenz:	intermittierend, dann andauernd täglich
Seitigkeit:	immer einseitig, immer dieselbe Seite
Attackenbeginn:	morgens
Attackendauer:	ganztägig
Schmerzintensität:	mittel bis stark
Schmerzcharakter:	bohrend
Schmerzlokalisation:	okzipital nach frontal ausstrahlend
Auslösefaktoren:	Druck auf C 2, Kopfhaltung, Kopfdrehung
Vegetative Symptome:	Schluckbeschwerden, Kloßgefühl
Heredität:	keine

Migräneattacken beginnen ebenfalls häufig im Nackenbereich und werden dann fälschlicherweise als zervikogener Kopfschmerz eingestuft.

Die Häufigkeit des zervikogenen Kopfschmerzes liegt bei etwa 1 : 200. Diagnostisch wegweisend ist beim chronischen zervikogenen Kopfschmerz, dass nach Blockade der Wurzel C2 mit einem Lokalanästhetikum der Schmerz für 1 – 2 Tage verschwindet.

Eine kausale Therapie des zervikogenen Kopfschmerzes ist nicht bekannt. Die meisten Patienten sprechen entgegen landläufiger Meinung nicht auf eine Manual- oder chiropraktische Therapie an. Es hat auch keinen Sinn, die Blockaden der Wurzel C2 häufiger zu wiederholen, da sie jeweils nur 1 – 2 Tage wirken. Auch bei diesem sehr seltenen Kopfschmerzsyndrom sind Therapieversuche mit nichtsteroidalen Antirheumatika gerechtfertigt. Am besten hilft allerdings, die auslösenden Kopfhaltungen und -bewegungen soweit wie möglich zu vermeiden und die Nackenmuskeln aufzutrainieren.

9.3 Kopfschmerzen bei und nach sexueller Aktivität

Bestimmte Kopfschmerzformen wie die Migräne, aber auch andere Kopfschmerzen, können durch sexuelle Aktivität ausgelöst werden. Prophylaktisch wirksam ist meist eine medikamentöse Behandlung entsprechend dem zugrunde liegenden Kopfschmerz, beispielsweise Migräne oder episodischer Spannungskopfschmerz.

9.4 Idiopathischer stechender Kopfschmerz

Hierbei handelt es sich um paroxysmal auftretende, nur Sekunden dauernde Schmerzen in kleinen umschriebenen Arealen der Kopfhaut, die meist nicht größer sind als ein Pfennig oder ein Markstück. Teils treten diese Schmerzen spontan auf, zum Teil werden sie auch durch Genuss kalter Getränke und Speisen (Eiscreme) ausgelöst. Diese Kopfschmerzen sind harmlos und wahrscheinlich durch eine Überempfindlichkeit trigeminaler nozizeptiver Neurone bedingt. Das schmerzhafte Areal entspricht in etwa dem rezeptiven Feld einer Schmerzfaser der Kopfhaut.

10 Seltene symptomatische Kopfschmerzen

10.1 Übersicht

Die meisten symptomatischen Kopfschmerzen unterscheiden sich nicht nur hinsichtlich Art des Auftretens und Charakteristik von den idiopathischen Kopfschmerzen, sondern sind häufig auch durch fokalneurologische Ausfälle, neuropsychologische Veränderungen oder pathologische Laborwerte gekennzeichnet. Unterschieden werden im Folgenden Kopfschmerzen, die akut und plötzlich eintreten wie die zerebrale Blutung, die Subarachnoidalblutung und die hypertensive Krise. Kopfschmerzen, die anfangs intermittierend, später zunehmend chronisch werden, können durch Sinusvenenthrombose, Karotis- und Vertebralisdissektion bedingt sein. Andauernde Kopfschmerzen mit Intensitätszunahme gibt es bei Arteriitis temporalis, dem chronischen subduralen Hämatom sowie zerebralen Tumoren und Metastasen.

10.2 Zerebrale Blutung

Bei 75 % aller zerebralen Blutungen kommt es initial zu Kopfschmerzen. Die Lokalisation der Kopfschmerzen lässt keinen Rückschluss auf die Lokalisation der Blutung zu. Das Auftreten und die Stärke der Kopfschmerzen hängen von der Lokalisation und der Größe der Blutung ab. Blutungen in der hinteren Schädelgrube und große Blutungen, insbesondere im Okzipitalpol, führen fast regelmäßig zu akut einsetzenden, heftigen Kopfschmerzen. In aller Regel kommt es aber bei der zerebralen Blutung auch zu neurologischen Herdsymptomen, Bewusstseinsstörungen oder epileptischen Anfällen. Kleine Blutungen in den Stammganglien können isoliert auch ohne neurologische Herdsymptome auftreten und führen dann bei Patienten mit Hypertonie zu erstmalig auftretenden heftigen Kopfschmerzen, wobei die Betroffenen meist über 65 Jahre alt sind. Die Diagnose wird in diesen Fällen durch die Computertomographie gestellt (Tab. 10.**1**).

Tab. 10.1 Klinik der intrazerebralen Blutung

Schmerzlokalisation:	lokalisiert, diffus oder holokraniell
Schmerzcharakter:	dumpf bis hell, rasch oder langsam progredient zunehmend
Begleitsymptome:	Bewusstseinseintrübung, fokalneurologische Defizite

10.3 Subarachnoidalblutung

Bei der Subarachnoidalblutung kommt es zu explosionsartig einsetzenden, heftigsten Kopf- und Nackenschmerzen, die meist bei körperlicher Anstrengung, selten auch spontan auftreten. Subarachnoidalblutungen können ab dem frühen Erwachsenenalter in allen Altersklassen auftreten, nehmen allerdings bei zunehmendem Alter und Bestehen einer Hypertonie an Häufigkeit zu. Die Kopfschmerzen sind fast immer im Nacken lokalisiert und darüber hinaus häufig bilateral, frontal und parietal. Die meisten Patienten beschreiben den Kopfschmerz als einen Schmerz von bisher nicht gekannter Intensität. Bei einem Drittel der Patienten kommt es innerhalb kürzester Zeit zur Bewusstseinstrübung, bei den übrigen findet sich bei der neurologischen Untersuchung entweder ein Meningismus oder neurologische Herdsymptome (Tab. 10.**2**).

Tab. 10.2 Klinik der Subarachnoidalblutung

Schmerzlokalisation:	je nach Entstehungsort halbseitig, bilateral, frontal, im Nacken
Schmerzcharakter:	sehr starke, explosionsartig einsetzende Kopfschmerzen, meist nach körperlicher Anstrengung
Begleitsymptome:	Meningismus, Bewusstseinstrübung

Die Diagnose wird durch die Computertomographie gestellt, die in 95% der Fälle das Blut im Subarachnoidalraum nachweist. Ist die Klinik typisch, das CT aber unauffällig, muss eine Liquorpunktion zum Nachweis oder Ausschluss eines blutigen oder xantochromen Liquors durchgeführt werden. Die weitere Diagnostik erfolgt dann in einer spezialisierten Einrichtung, meist in einer neurochirurgischen oder neurologischen Klinik mit Intensivstation.

10.4 Hypertensive Krise

Plötzliche und rasche Blutdruckanstiege wie beispielsweise beim Absetzen einer lang durchgeführten antihypertensiven Therapie oder beim Phäochromozytom führen zu diffusen, dumpf-drückenden Kopfschmerzen von zunehmender Intensität, wobei die Intensität des Kopfschmerzes mit der Höhe des Blutdrucks korreliert. Langsame Blutdruckanstiege oder eine seit längerer Zeit bestehende Hypertonie bedingen keine Kopfschmerzen. Bei der hypertensiven Krise bestehen neben Kopfschmerzen Stauungspapillen, wechselnd ausgeprägte neurologische Herdsymptome und im weiteren Verlauf epileptische Anfälle und Bewußtseinstrübung. Niedriger Blutdruck führt entgegen landläufiger Meinung nicht zu Kopfschmerzen.

Praxistipp

Bei erstmals auftretenden heftigen, nicht gekannten Kopfschmerzen sollten die folgenden Zusatzuntersuchungen erfolgen:
- körperliche Untersuchung mit Messen des Blutdrucks und Prüfen auf Meningismus,
- orientierende neurologische Untersuchung mit Prüfung auf Herdsymptome,
- Fiebermessen (Meningitis, Enzephalitis),
- Laborwerte erheben (beginnende Niereninsuffizienz, erhöhte BSG bei Arteriitis temporalis),
- Computertomographie obligat bei Meningismus und neurologischen Herdsymptomen bzw. Bewusstseinsstörung.

10.5 Karotis-/Vertebralisdissektion

Karotis-/Vertebralisdissektionen können spontan, aber auch als Folge von Schleuderbewegungen des Kopfes (Schleudertrauma der Halswirbelsäule), im Rahmen von Sportverletzungen (Karate) und nach Manipulation der Halswirbelsäule (chiropraktische Behandlung) auftreten. Die Schmerzen sind bei der Karotisdissektion im Bereich des Halses, des Unterkiefers und der Temporalregion bis in die Augenregion lokalisiert (Tab. 10.**3**).

Tab. 10.3 Klinik der Karotisdissektion

Schmerzlokalisation:	Kopf, Nacken oder isoliert in Gesicht oder Hals
Schmerzcharakter:	andauernd oder intermittierend, z. T. bewegungsabhängig
Begleitsymptome:	Horner-Syndrom, Ausfälle basaler Hirnnerven, rezidiv. TIA's mit fluktuierenden Symptomen

Bei der Vertebralisdissektion sind sie mehr im Nacken lokalisiert. Die Schmerzen sind zunächst intermittierend, später dauernd und zum Teil bewegungsabhängig. Typische Begleitsymptome bei der Karotisdissektion sind ein Horner-Syndrom, gelegentlich Ausfälle basaler Hirnnerven (Parese der Zungenmuskulatur, Heiserkeit, Hängen des Gaumensegels) und rezidivierende transiente ischämische Attacken mit fluktuierender Symptomatik. Bei der Vertebralisdissektion kommt es häufig im Gefolge der TIA zu einem Hirnstamminsult. Die Diagnose ist hier außerordentlich wichtig, da eine rechtzeitige Antikoagulation mit Heparin das Auftreten eines manifesten Hirninfarktes verhindern kann. Die Diagnose erfolgt durch Duplexsonographie, MR-Angiographie oder eine konventionelle Angiographie.

10.6 Epidurales und subdurales Hämatom

Die Diagnose akuter epiduraler Hämatome macht in der Regel keine Schwierigkeiten, da hier ein unmittelbarer Zusammenhang mit einem erlittenen Schädelhirntrauma evident ist. Schwieriger ist die Diagnose bei chronisch subduralen Hämatomen. Es handelt sich hier um venöse Blutungen, die langsam „wachsen" und so zu einem Kopfschmerz führen, der zunächst intermittierend besteht, langsam dann an Intensität und Dauer zunimmt. Besonders gefährdet sind Patienten mit Gerinnungsstörungen, alte Menschen, die häufig auch nach Bagatelltraumen chronisch subdurale Hämatome entwickeln, und Personen mit Alkoholmissbrauch. Die Diagnostik erfolgt durch Computertomographie.

10.7 Arteriitis temporalis

Kopfschmerzen, die jenseits des 50. Lebensjahres zum ersten Mal auftreten, sprechen sehr für einen symptomatischen Kopfschmerz. Bei der Arteriitis temporalis sind die Schmerzen meist zu Beginn uni-, später bilateral, im Bereich der Temporalregion aber auch frontal oder holozephal. Die Schmerzen sind heftig, anfangs intermittierend, später andauernd. Sie können durch Kauen und Sprechen akzentuiert werden. Im späteren Verlauf kommt es durch den Befall der Arteria ophthalmica oder centralis retinae zunächst zu fluktuierenden Sehstörungen, später unbehandelt zu bleibenden Sehstörungen und zur Erblindung. Bei der klinischen Untersuchung ist die Arteria temporalis häufig geschwollen, druckempfindlich und überwärmt (Tab. 10.**4**).

Tab. 10.**4** Diagnostik der Arteriitis temporalis

- geschwollene, druckempfindliche, überwärmte Temporalarterie mit abgeschwächtem Puls
- erhöhte BSG, erhöhtes CRP, Leukozytose
- unmittelbares Ansprechen der Schmerzen auf Cortison
- Riesenzellarteriitis in der Biopsie (bei eindeutiger Klinik und Ansprechen der Cortisontherapie kann auf eine Biopsie verzichtet werden)

Bei der Laboruntersuchung finden sich eine erhöhte BSG, eine Leukozytose und erhöhte CRP. Ist die Diagnose klinisch nicht sicher, kann eine Temporalis-Biopsie weiterführen. Ist die Diagnose sicher, wird sofort eine Behandlung mit Corticosteroiden begonnen (Erblindungsgefahr). Initial wird Prednison in einer Dosis von 1 mg/kg Körpergewicht appliziert. Bestehen bereits Sehstörungen, erfolgt die initiale Therapie in den ersten 5 Tagen mit 1 g Prednison pro Tag. Danach wird beim unkomplizierten Verlauf Cortison über einen Zeitraum von 4 – 8 Wochen langsam reduziert, bis in einen Grenzbereich, bei dem entweder die BSG wieder ansteigt oder die Leukozytose sichtbar wird. Bei manchen Patienten ist eine länger dauernde Erhaltungstherapie mit Prednisondosen zwischen 5 und 10 mg/d erforderlich.

10.8 Sinusvenenthrombose

Die Sinusvenenthrombose macht die größten diagnostischen Schwierigkeiten, da die Kopfschmerzen am Anfang ganz untypisch sind. Es handelt sich meist um holozephale diffuse Kopfschmerzen wechselnder Intensität, die sich dadurch auszeichnen, dass sie auf typische Analgetika nicht ansprechen. Im Laufe der Zeit (Tage bis Wochen) nehmen die Kopfschmerzen zu. In der Folgezeit kommt es dann meist zu fluktuierend ausgeprägten fokal-neurologischen Ausfällen wie Paresen, Sensibilitätsstörungen, fokal eingeleiteten, später generalisierten epileptischen Anfällen und neuropsychologischen Ausfällen wie Desorientierung, Aphasie, Apraxie. Im weiteren Verlauf tritt dann eine Bewusstseinsstörung bedingt durch die zerebralen Stauungsblutungen auf (Tab. 10.**5**).

Tab. 10.**5** Klinik der Sinusvenenthrombose

Schmerzlokalisation:	holozephale, diffuse therapieresistente Kopfschmerzen
Schmerzcharakter:	langsame, progredient zunehmende Schmerzentwicklung
Begleitsymptome:	fluktuierende fokal-neurologische Defizite, epileptische Anfälle, Desorientierung, Aphasie, Apraxie, zunehmende Bewusstseinsstörung

Die Diagnose erfolgt durch Kernspintomographie, Kernspinangiographie oder eine traditionelle Angiographie. In jedem Fall ist sofortige Klinikeinweisung zur Einleitung einer Antikoagulation unter Intensivbedingungen notwendig.

10.9 Kopfschmerzen bei intrakranieller Druckerhöhung und Änderung des Liquordrucks

Von einem Pseudotumor cerebri (benigne intrakranielle Hypertension) sind überwiegend junge übergewichtige Frauen betroffen. Die Beschwerden entwickeln sich langsam fortschreitend. Neben den retroorbital gelegenen, teilweise aber auch holozephalen Kopfschmerzen findet sich eine bilaterale Stauungspapille, in fortgeschrittenen Fällen ein progredienter Visusverlust und gelegentlich eine Abduzensparese.

Mittels CCT und/oder NMR bzw. Angio-NMR muss eine zerebrale Raumforderung sowie eine Sinusvenenthrombose ausgeschlossen werden. Bei der Liquorpunktion ist der Liquordruck meist erhöht (über 20 mm Wassersäule). Therapeutisch ist die Entnahme von 30 – 40 ml Liquor bereits nach einigen Minuten bis wenigen Stunden wirksam. Auch Kortisonstöße (100 mg i.v.) können schmerzlindernd wirken. Darüber hinaus kann die Drucksteigerung durch Acetazolamid (Diamox®, 750 mg/d) und Gewichtsreduktion vermindert, teilweise sogar verhindert werden. Letzte Alternative sind regelmäßige Punktionen und die Anlage eine lumbalen Shunts.

Beim Verschlusshydrocephalus oder beim Hydrozephalus aresorptivus nehmen die Kopfschmerzen innerhalb kurzer Zeit an Intensität und Dauer deutlich zu, außerdem kommt es zu Hirndruckzeichen wie Nüchternerbrechen, zu Stauungspapillen und zunehmender Bewusstseinstrübung.

Das typische symptomatische Liquorunterdruck-Syndrom ist das postpunktionelle Syndrom mit den typischen postpunktionellen Kopfschmerzen. Diese treten ca. 24 – 48 h nach einer Liquorpunktion (auch Myelographie oder Spinalanästhesie) auf. Typischerweise sind die Kopfschmerzen streng lageabhängig, sie nehmen im Sitzen und Stehen deutlich zu und klingen im Liegen ab. Häufige Begleiterscheinungen sind Hörstörungen, Tinnitus, Schwindel und gelegentlich Abduzensparesen. Besonders betroffen sind schlanke junge Frauen. Mit zunehmendem Alter und/oder Gewicht nimmt die Häufigkeit ab. Die üblicherweise empfohlenen Therapiemaßnahmen wie vermehrtes Trinken, auf dem Bauch liegen, i.v. Flüssigkeitssubstitution und Analgetika sind unwirksam. Die einzig wirksame Therapie ist ein lokaler Eigenblutpatch an der Punktionsstelle. Hierzu wird dem Patienten 5 ml venöses Blut entnommen, das dann an der Punktionsstelle außerhalb der Dura injiziert wird, und so über den entstehenden künstlichen Bluterguss das Liquorleck abdichtet. Auch der Gebrauch sog. „atraumatischer Nadeln" (nach Sprotte) reduziert das Auftreten dieses Kopfschmerzes deutlich.

Gelegentlich können diese Kopfschmerzen auch ohne äußeren Anlass als idiopathisches Liquorunterdruck-Syndrom auftreten. Der Liquorverlust tritt hierbei durch Risse im Bereich der spinalen – meist lumbalen – Wurzeln auf. Typisch ist auch hier die Lageabhängigkeit der Kopfschmerzen. In der Kernspintomographie des Kopfes sind in diesen Fällen eine vermehrte Kontrastmittelaufnahme und Verdickung der Meningen beschrieben worden. Therapeutisch kann die Gabe von Theophyllin versucht werden (Steigerung der Liquorsynthese) oder ein Steroidstoß. Bei bekannter Lokalisation der Austrittsstelle kann auch hier ein Blutpatch erfolgen.

11 Kopfschmerzen als Notfall

Kopfschmerzen, die rezidivierend auftreten, mit beschwerdefreien Intervallen und ohne neurologische Ausfälle einhergehen, müssen nicht als Notfall betrachtet werden. In aller Regel handelt es sich um einen idiopathischen Kopfschmerz wie eine Migräne, einen Cluster-Kopfschmerz oder einen Kopfschmerz ohne Läsion.

Unmittelbare diagnostische und therapeutische Relevanz haben schlagartig einsetzende, erstmalige Kopfschmerzen, die mit Meningismus, Fieber, neurologischen Herdsymptomen, neuropsychologischen Defiziten, Bewusstseinsstörungen oder epileptischen Anfällen einhergehen. Hier ist eine sofortige Klinikeinweisung mit Durchführung einer bildgebenden Diagnostik unabdingbar.

Eine bisher gestellte Kopfschmerzdiagnose sollte überprüft werden, wenn die folgenden Charakteristika bestehen:

1. Zunahme der Kopfschmerzintensität mit der Zeit,
2. Zunahme der Häufigkeit der Kopfschmerzen mit der Zeit,
3. Änderung der Kopfschmerzcharakteristik,
4. Kopfschmerzen, die auf eine bisher erfolgreiche Therapie nicht mehr ansprechen.

Besteht der Verdacht auf eine Subarachnoidalblutung oder eine intrazerebrale Blutung, sollte der Patient in die nächstgelegene neurochirurgische oder neurologische Abteilung eingewiesen werden. Besteht der Verdacht auf eine Meningitis oder Enzephalitis bzw. einen ischämischen Infarkt, erfolgt die Weiterbehandlung in einer neurologischen Abteilung.

12 Metabolisch bedingte Kopfschmerzen

Diffuse, drückende Kopfschmerzen können auch im Rahmen metabolischer Veränderungen, beispielsweise bei Niereninsuffizienz, Störung der Leberfunktion, akuter Pankreatitis, Hyper- und Hypothyreose, auftreten. Elektrolytverschiebungen gehen meist ohne Kopfschmerzen einher. Auch Hypoglykämien führen zu Kopfschmerzen, während die Hyperglykämie fast nie Kopfschmerzen verursacht. Im Rahmen einer Vielzahl akuter Virusinfekte kann es zu Kopfschmerzen kommen. Diese klingen in aller Regel mit dem Rückgang der Kopfschmerzen wieder ab.

Kopfschmerzen sind ein häufiges Begleitsymptom zweier in ihrer Pathophysiologie bisher ungeklärter Krankheitsbilder, nämlich der Fibromyalgie und dem chronischen Müdigkeitssyndrom. Bei der Fibromyalgie handelt es sich um eine Krankheit, die dem rheumatischen Formenkreis zugeschrieben wird, obwohl alle Laborwerte in der Regel normal sind. Die Patienten leiden unter Gelenk- und Muskelschmerzen. Es gibt operationale Kriterien, nach denen die Diagnose gestellt wird. Etwa 50% der Patienten klagen über dumpf-drückende Kopfschmerzen, die in ihrer Charakteristik dem Spannungskopfschmerz entsprechen. Schmerztherapeutisch werden beim Fibromyalgiesyndrom trizyklische Thymoleptika eingesetzt, die etwa bei der Hälfte der Patienten auch zu einer Linderung der Kopfschmerzen führen.

Das chronische Müdigkeitssyndrom ist in seiner Pathophysiologie ebenfalls ungeklärt. Die Patienten klagen häufig nach einem banalen Infekt über Leistungsminderung, Schlafstörungen, Müdigkeit und eine Vielzahl von Körperbeschwerden. Ob es sich hierbei um eine somatisierte Depression oder um eine Störung des Immunsystems nach einem Infekt handelt, ist bisher ungeklärt. Auch bei dieser Erkrankung klagt ein Drittel bis die Hälfte der Patienten über dumpf-drückende Kopfschmerzen. Wie bei der Fibromyalgie sprechen diese, wenn auch in geringem Umfang, auf die Behandlung mit trizyklischen Thymoleptika an. Selektive Serotoninwiederaufnahmehemmer sind ebenso unwirksam wie klassische Migräneprophylaktika oder Analgetika.

13 Posttraumatische Kopfschmerzen

Bei über 90% aller Patienten bestehen in den ersten Tagen nach einem Schädelhirntrauma I. Grades (Commotio cerebri) oder einer substanziellen Hirnschädigung (Contusio cerebri) Kopfschmerzen. Diese sind meist dumpf-drückend, gelegentlich auch stechend. Nach Schleudertraumen der Halswirbelsäule werden vorwiegend Nacken- und Schulterschmerzen geklagt, wobei die Schmerzen aber auch in den Hinterkopf und über die Parietalregion bis in die Stirn einstrahlen können.

13.1 Kopfschmerzen nach Commotio cerebri

Die Patienten klagen hier über dumpf-drückende Kopfschmerzen, die im Bereich von Stirn und Schläfe akzentuiert sind. Sie nehmen bei körperlicher Anstrengung zu. Es handelt sich um einen Kopfschmerz, der den ganzen Tag besteht. Er spricht nur schlecht und unzureichend auf die Gabe von Analgetika an. Es besteht eine negative Korrelation der Ausprägung und Dauer der Kopfschmerzen mit der Schwere der Commotio, d.h. je länger die Bewusstlosigkeit und die amnestische Lücke, um so kürzer die Dauer der Kopfschmerzen. Dieses Phänomen ist noch ungeklärt. Akzentuiert und verlängert werden die Kopfschmerzen durch Immobilisation, die über einen Tag anhält, körperliche Schonung und die Gabe von Schmerzmitteln. Therapeutisch wirksam ist die frühe Mobilisation, der möglichst sparsame Einsatz von Analgetika und eine frühe körperliche Aktivierung. Bestehen die dumpf-drückenden Kopfschmerzen länger als 2 Wochen, werden sie therapeutisch mit trizyklischen Thymoleptika analog des Spannungskopfschmerzes und mit verhaltenstherapeutischen Verfahren behandelt.

Praxistipp

Die beste Prophylaxe gegen die Entwicklung posttraumatischer Kopfschmerzen ist die rasche Mobilisierung.

13.2 Kopfschmerzen nach Schädelhirntraumen 2. Grades (Contusio cerebri)

Bei substantiellen Hirnschäden kommt es neben Kopfschmerzen entweder zu fokal-neurologischen Ausfällen (Paresen, Sensibilitätsstörungen) oder zu neuropsychologischen Defiziten wie Konzentrations- und Merkfähigkeitsstörungen, Sprachstörungen oder komplexeren neuropsychologischen Defiziten. Auch hier besteht eine negative Korrelation zwischen Dauer und Ausprägung der Kopfschmerzen und Schwere des Schädelhirntraumas. Die Kopfschmerzen werden analog wie bei der Commotio cerebri behandelt.

13.3 Schleudertrauma der Halswirbelsäule

Beim Schleudertrauma der Halswirbelsäule besteht ein typisches beschwerdefreies Intervall zwischen Unfallzeitpunkt und Auftreten der Kopf- und Nackenschmerzen. Dies kann mehrere Stunden bis zu einem Tag betragen. Die Schmerzen sind überwiegend im Nacken und Hinterkopf lokalisiert, können aber bis in die Stirn ausstrahlen. Sie werden durch körperliche Anstrengung akzentuiert. Negative Prädiktoren für die Dauer und Ausprägung der Kopfschmerzen sind höheres Lebensalter, vorbestehende ausgeprägte knöcherne Veränderungen der Halswirbelsäule, vorbestehendes idiopathisches Kopfschmerzsyndrom (Migräne, Spannungskopfschmerz), neurologische Begleitsymptome, die für eine Contusio spinalis sprechen, Tragen einer Halskrawatte, lokale Injektionen im Bereich des Nackens und Gabe von Analgetika über einen Zeitraum von 10 Tagen hinaus.

Bei Patienten mit einem typischen Schleudertrauma der Halswirbelsäule kann durchaus für 1–4 Tage eine Immobilisation durch eine Halskrawatte erwogen werden. Chiropraktische Behandlung sollte soweit wie möglich vermieden werden. Bestehen die Schmerzen längere Zeit, werden sie physikalisch durch die lokale Anwendung von Wärme oder Kälte sowie durch das Erlernen der progressiven Muskelrelaxation behandelt. Bestehen sie länger als 4 Wochen, erfolgt eine thymoleptische Schmerztherapie wie beim Spannungskopfschmerz.

13.4 Symptomatische Kopfschmerzen nach Schädelhirntrauma

Nehmen Kopfschmerzen nach einem stattgehabten Schädelhirntrauma an Intensität und Ausprägung zu, ohne dass ein Analgetikamisssbrauch besteht, muss ein Computertomogramm zum Ausschluss eines chronischen subduralen Hämatoms durchgeführt werden.

14 Trigeminusneuralgie

14.1 Definition und Klinik

Bei den Neuralgien kommt es zu schlagartig, für Sekunden oder für Sekundenbruchteile einschießenden heftigsten Schmerzen im Bereich eines oder mehrerer Trigeminusäste, seltener im Bereich des Nervus glossopharyngeus, des Nervus intermedius, des Nervus laryngeus superior und des Nervus occipitalis major. Die Schmerzen werden als stechend, scharf oder „wie ein Blitz" beschrieben (Tab. 14.**1**). Typische Triggermechanismen sind Essen, Kauen, Schlucken, Sprechen oder Zähneputzen. Zwischen den einzelnen Schmerzattacken ist der Patient meist schmerzfrei. Im Gegensatz zum Cluster-Kopfschmerz hält sich die Schmerzausstrahlung streng an die Versorgungsgebiete der drei Trigeminusäste (Tab. 14.**2**).

Tab. 14.**1** Diagnose der Trigeminusneuralgie nach Kriterien der Internationalen Kopfschmerzgesellschaft

A. Streng einseitige paroxysmale Schmerzattacken im Gesicht und im Stirnbereich von wenigen Sekunden bis zu 2 Minuten Dauer.

B. Der Schmerz erfüllt wenigstens 4 der nachfolgend genannten Charakteristika:
   1. Ausbreitung entsprechend eines oder mehrerer Äste des Nervus trigeminus.
   2. plötzlicher heftiger, scharfer, oberflächlicher, stechender oder brennender Schmerz.
   3. sehr starke Schmerzintensität.
   4. Auslösung über Triggerfaktoren durch bestimmte alltägliche Vorgänge wie z. B. Essen, Sprechen, Waschen des Gesichts oder Reinigung der Zähne.
   5. zwischen den Schmerzepisoden komplette Beschwerdefreiheit.

C. Kein neurologisches Defizit.

D. Die Attacken haben bei jedem Patienten ein stets stereotypes Muster.

E. Ausschluss anderer Ursachen des Gesichtsschmerzes durch Anamnese, körperliche Untersuchung und wenn nötig weitere Zusatzuntersuchungen.

Tab. 14.**2** Charakterisierung der Trigeminusneuralgie

Prävalenz:	0,004%
Geschlecht:	Frauen etwas häufiger
Erkrankungsalter:	meist > 40 Jahre
Periodik/Frequenz:	episodisch mit Perioden ohne Beschwerden
Auslösefaktoren:	Triggerzonen, Essen, Sprechen, Berührung
Vegetative Symptome:	keine
Heredität:	nicht bekannt
Besonderheiten:	idiopathisch oder symptomatisch

Bei der idiopathischen Trigeminusneuralgie wird ein trigemino-vaskulärer Mechanismus mit enger räumlicher Assoziation einer kleinen Gefäßschlinge mit dem Nervenstamm in der hinteren Schädelgrube vermutet. Symptomatische Trigeminusneuralgien, aber auch Dauerschmerzen im Bereich des Nervus trigeminus können bei Demyelinisierung im Rahmen einer multiplen Sklerose, eines Herpes zoster (postzosterische Neuralgie) und eines Tolosa-Hunt-Syndroms (entzündliche Erkrankung des Sinus cavernosus) zustande kommen. Neurinome des Nervus trigeminus sind eine Rarität und gehen neben den Schmerzen mit Sensibilitätsstörungen und einer Atrophie der Kaumuskulatur einher (Tab. 14.**3**).

Tab. 14.**3** Differenzialdiagnose der Trigeminusneuralgie

- atypischer Gesichtsschmerz
- Cluster-Kopfschmerz (Bing-Horton Syndrom)
- Sinusitis maxillaris
- postzosterische Neuralgie
- Myarthropathie des Kiefergelenkes
- Deafferentierungsschmerz nach Zahnextraktion

14.2 Therapie

Medikamentöse Prophylaxe der Wahl ist der Einsatz von membranstabilisierenden Antiepileptika. Am besten untersucht und wirksam ist Carbamazepin (Tab. 14.**4**). Phenytoin ist etwas weniger wirksam, hat allerdings auch weniger sedierende Nebenwirkungen. Oxcarbazepin ist besser verträglich als Carbamazepin. Gabapentin wird von alten Menschen gut vertragen.

Tab. 14.**4** Medikamentöse Prophylaxe der Trigeminusneuralgie und anderer Neuralgien

Substanz	Markenname	Dosis	häufigste Nebenwirkungen
Carbamazepin	z. B. Tegretal®, Timonil®	600 – 1500 mg	Müdigkeit, Hautausschlag, Schwindel, Ataxie, Übelkeit, Kopfschmerz, Leukopenie, Erhöhung von Leberenzymen, Doppelbilder, Hyponatriämie
Phenytoin	z. B. Phenydan®, Zentropil®	300 – 400 mg	Hautausschlag, Übelkeit, Ataxie, Müdigkeit, Erhöhung von Leberenzymen, Gingiva-Hyperplasie, Hirsutismus
Oxcarbazepin	Trileptal®	600 – 2400 mg	wie Carbamazepin, etwas milder
Gabapentin	Neurontin®	1600 – 3600 mg	Müdigkeit, Schwindel, Ataxie, gastrointestinale Störungen

Wichtig ist eine regelmäßige Medikamenteneinnahme mit möglichst gleichmäßigen Serumspiegeln. Andere peripher oder zentral wirksame Analgetika sind bei der typischen Neuralgie nicht wirksam.

Praxistipp

Beinahe 90% aller typischen Trigeminusneuralgien sprechen auf eine regelmäßige Einnahme von Antikonvulsiva an.

Bei Therapieresistenz sollte zunächst die Compliance bezüglich der Medikamenteneinnahme überprüft werden. Zur Wiederherstellung von Carbamazepin-Sensitivität kann ein perkutanes Injektionsverfahren wie die GLOA (ganglionäre Opoid-Analgesie) versucht werden. Bei fortbestehender Therapieresistenz kommen operative Verfahren zum Einsatz. Bei jüngeren Menschen ist die mikrovaskuläre Dekompression nach Janetta kausal wirksam, bei der über eine subokzipitale Trepanation der N. trigeminus unter dem Mikroskop von assoziierten kleinen Arterien freipräpariert wird (Tab. 14.**5**). Die Letalität des Eingriffs beträgt etwa 1 %, die Morbidität bis zu 5 % (am häufigsten Hörverlust und periphere Fazialisparese). Rezidive sind möglich. Die Operation nach Janetta ist nicht angezeigt bei einer Trigeminusneuralgie im Rahmen einer multiplen Sklerose. Bei älteren Menschen oder Patienten mit hohem Narkoserisiko empfiehlt sich die perkutane Thermokoagulation des Ganglion Gasseri in Kurznarkose (Tab. 14.**6**). Bei zu ausgeprägten Läsionen kann es allerdings zu einem Deafferentierungsschmerz kommen. Die Rezidivrate beträgt 15 – 25 % innerhalb von sieben Jahren. Bei den meisten Patienten werden leider immer noch Zähne gezogen oder vermeintliche Sinusitiden operativ saniert.

Seit neuestem wird die Bestrahlung der Austrittszone des Trigeminusnervs aus dem Hirnstamm mit dem Gamma-knife propagiert. Die Erfolgsquote liegt zwischen 80 und 90 %. Langzeitergebnisse liegen bisher noch nicht vor.

Tab. 14.**5** Mikrovaskuläre Dekompression bei Trigeminusneuralgie

- jüngere Patienten
- Erfolgsquote: ca. 80 – 90 %
- Letalität: 0,2 – 1 %
- Komplikationen: Hirnnervenläsionen (< 5 %), selten intrakranielle Blutungen

Tab. 14.**6** Thermokoagulation des Ganglion Gasseri bei Trigeminusneuralgie

- Patienten mit erhöhtem Operationsrisiko
- Erfolgsquote: ca. 80 %
- Letalität: < 1 %
- Komplikationen: Anaesthesia dolorosa (< 5 %), sensible Defizite

15 Atypischer Gesichtsschmerz

15.1 Grundlagen

Der atypische Gesichtsschmerz ist charakterisiert durch persistierende orofaziale, überwiegend unilaterale Schmerzen ohne neuralgiformen Charakter, für die keine ersichtlichen organischen Ursachen gefunden werden können. Der atypische Gesichtsschmerz ist demnach definitionsgemäß eine Ausschlussdiagnose. Ätiologie und Pathogenese sind nicht geklärt. Am wahrscheinlichsten besteht ein ähnlicher Mechanismus wie beim Spannungskopfschmerz, d. h. eine Veränderung der zentralen Schmerzschwelle aus unterschiedlichen Gründen, z. B. auch bei depressiver Verstimmung. Erstauslöser des Schmerzsyndroms können Operationen oder Verletzungen im Gesicht oder Kieferbereich sein (Zahnextraktion, Injektionsbehandlung). Operative Eingriffe in jeder Form und destruierende lokale Injektionen akzentuieren das Krankheitsbild nach einer im besten Falle nur initialen klinischen Besserung.

Inzidenz, Prävalenz und Verlauf wurden bisher nicht prospektiv und systematisch untersucht. Bei zwei Dritteln der Betroffenen handelt es sich um Frauen zwischen dem 30. und 50. Lebensjahr. Die häufig begleitende Depression ist mit größerer Wahrscheinlichkeit Folge der chronischen Schmerzen und nicht deren Ursache. Differenzialdiagnostisch muss der atypische Gesichtsschmerz vom zervikogenen Kopfschmerz, von Affektionen der Nasennebenhöhlen, die Myarthropathie des Kiefergelenkes und dem Cluster-Kopfschmerz abgegrenzt werden. Darüber hinaus kann der atypische Gesichtsschmerz durch intrakranielle Tumoren des Nervus trigeminus und des Ganglion Gasseri, Tumoren des Kleinhirnbrückenwinkels wie z. B. ein Akustikusneurinom, erosive Tumoren der Schädelbasis, der Orbita und des Nasopharynx sowie Infektionen des Kieferknochens nach vorangegangenen Zahnextraktionen imitiert werden.

15.2 Klinik und Verlauf

Der Schmerz ist auf ein begrenztes Gebiet des Gesichtes beschränkt (meist Wangenregion), kann sich aber auch auf den Ober- oder Unterkiefer oder weitere Bereiche von Gesicht und Hals ausbreiten. In den meisten Fällen ist der Schmerz einseitig (etwa 70%), kann aber im Verlauf der Erkrankung die Seite wechseln oder beidseits auftreten. Der Schmerz kann eher oberflächlich oder in der Tiefe empfunden werden, ist insgesamt schlecht lokalisierbar. Überwiegend bestehen tägliche Schmerzen mit gleichbleibender, gelegentlich fluktuierender Intensität (Tab. 15.**1**). Manche Patienten berichten auch attackenweise Gesichtsschmerzen, gelegentlich sogar aus dem Schlaf heraus. Als Begleitsymptome werden neben einem Gefühl der Niedergeschlagenheit vor allem Dys- bzw. Parästhesien im Gesichtsbereich (Schwellungsgefühl, Überwärmung, Prickeln, Taubheitsgefühl) berichtet. Stress verstärkt die Schmerzen, gelegentlich auch Wetterwechsel. Häufig wird ein Zusammenhang mit vorausgegangenen operativen Interventionen hergestellt (Zahnextraktion, Amalgamentfernung, Zahnwurzelbehandlungen, Nasennebenhöhlenoperationen, Thermokoagulation eines Trigeminusastes). Die hohe Zahl invasiver, gleichwohl ineffektiver Therapieversuche führt oft zu einer weiteren Verschlechterung der Beschwerdesymptomatik. Wie bei den Spannungskopfschmerzen wird ein episodischer vom chronischen atypischen Gesichtsschmerz unterschieden.

Tab. 15.**1** Charakterisierung des Syndroms atypischer Gesichtsschmerz

Seitigkeit:	persistierende Beschwerdedauer
Schmerzintensität:	mittel
Schmerzcharakter:	dumpf, schlecht lokalisierbar
Schmerzlokalisation:	anfänglich in einem begrenzten Gebiet einseitig, später Ausbreitung
Besonderheiten:	keine sensiblen Defizite, keine apparativen Befunde

15.3 Behandlung des episodischen atypischen Gesichtsschmerzes

Zur Behandlung der Schmerzepisoden werden peripher wirksame Analgetika wie Acetylsalicylsäure (500–1000 mg), Paracetamol (500–1000 mg) oder Ibuprofen (200–800 mg) eingesetzt. Schmerzmittel sollten allerdings nicht mehr als sieben- bis zehnmal pro Monat eingesetzt werden, da wie bei der Migräne und beim Spannungskopfschmerz die regelmäßige und häufige Einnahme von Analgetikamischpräparaten zur Akzentuierung des Schmerzsyndromes im Sinne des medikamenteninduzierten Schmerzes führen kann. Ergotaminhaltige Migränemittel und Triptane sind nicht wirksam.

15.4 Prophylaxe des chronischen atypischen Gesichtsschmerzes

Letztlich ungelöst ist die Frage einer optimalen Therapie des chronischen atypischen Gesichtsschmerzes. Die Behandlung erfolgt in Analogie zum Spannungskopfschmerz mit trizyklischen Antidepressiva wie Amitriptylin (Saroten®) oder Amitriptylinoxid (Equilibrin®). Als Alternativen kommen Clomipramin (Anafranil®) und Carbamazepin (Tegretal®) in Frage. Hauptproblem der Therapie mit trizyklischen Antidepressiva sind die schon zu Beginn der Behandlung ausgeprägten anticholinergen Nebenwirkungen wie Müdigkeit, Akkommodationsstörungen, Obstipation, Mundtrockenheit und orthostatische Dysregulation. Der therapeutische Effekt setzt meist erst mit einer zeitlichen Verzögerung von 2–4 Wochen ein. Das Ausmaß der Schmerzlinderung unter thymoleptischer Schmerztherapie beträgt 20–50%. Gelegentlich sind auch gute Erfolge unter MAO-Hemmern zu erreichen (Tranylcypromin).

Kontrollierte Studien zum Einsatz verhaltenstherapeutischer Verfahren wie der progressiven Relaxation nach Jacobson liegen nicht vor. Transkutane Nervenstimulation kann gelegentlich zusätzlich zur thymoleptischen Schmerztherapie eingesetzt werden.

15.5 Obsolete Therapieverfahren

Invasive Therapien wie operative Eingriffe an Zähnen, Kiefer, Kieferhöhle oder Nasennebenhöhlen müssen unterlassen werden.

16 Kopfschmerzen durch Medikamente

Medikamenteninduzierte Kopfschmerzen sind am häufigsten bei Substanzen, die vasodilatierend wirken. Hierzu gehören Nitrate, Kalziumantagonisten insbesondere Nifedipin und Diuretika. Andere Substanzgruppen, die Kopfschmerzen auslösen können, sind Antihistaminika, Antirheumatika insbesondere Indometacin, Barbiturate und Mutterkornalkaloide (Tab. 16.**1**). Als Rebound-Kopfschmerz bezeichnet man Kopfschmerzen nach dem plötzlichen Absetzen von Substanzen wie

Tab. 16.**1** Medikamente, die Kopfschmerzen hervorrufen oder vorbestehende Kopfschmerzen verstärken können

Antihelminthika	Piperazin
Antidepressiva	Moclobemid, Fluoxetin, Trazadon (Migräne)
Aspartam	
Bromocriptin	
Kalziumantagonisten	Nifedipin
Chinidin	
Ciclosporin	
Didanosin	
Dipyridamol	
Glutamat	
H_2-Antagonisten	Cimetidin, Ranitidin
Immunglobuline	
Interferone	
Mefloquin	
Metronidazol	
Octreotid	
Ondansetron	
orale Kontrazeptiva	
Nitrate	Nitroglycerin, Isosorbiddinitrat, Isosorbidmononitrat
Sildenafil	

Koffein, Ergotamin, Clonidin oder β-Rezeptorenblockern. Viele Analgetika und Migränemittel führen bei längerer Einnahme zum analgetikainduzierten Dauerkopfschmerz, der in seiner Charakteristik dem Spannungskopfschmerz ähnelt (Tab. 16.**2**). Patienten mit vorbestehender Migräne oder Spannungskopfschmerzen neigen sehr viel mehr zu medikamenteninduzierten Kopfschmerzen. Differenzialdiagnostisch wichtig ist die Abgrenzung zum Pseudotumor cerebri (mit Stauungspapillen und Sehstörungen), der auch durch Nitrofurantoin, Tetracycline, Vitamin A, Östrogene oder Absetzen von Cortison hervorgerufen sein kann.

Tab. 16.**2** Medikamente, die in der Kopfschmerztherapie Verwendung finden und ihrerseits Kopfschmerzen hervorrufen oder vorbestehende Kopfschmerzen verstärken können

Aminophenolderivate	Paracetamol
Antihistaminika	Alkylamin, Ethanolamin, Piperazin
Barbiturate	Primidon, Phenobarbital
Codein	
Dihydroergotamin	
Ergotamin	
Indometacin	
Opioide	
Pyrazolonderivate	Metamizol
Salicylate	Acetylsalicylsäure
Tranquilizer	
Triptane	

17 Weiterführende Literatur

17.1 Wichtige Originalarbeiten und Übersichten in Zeitschriften

Diener, H. C., K. Brune, W. D. Gerber, V. Pfaffenrath, A. Straube: Therapie der Migräneattacke und Migräneprophylaxe. Empfehlungen der Deutschen Migräne- und Kopfschmerzgesellschaft (DMKG). Akt. Neurologie 27 (2000) 273 – 282.

Diener, H. C., V. Limmroth: The treatment of migraine. Rev. Contemp. Pharmacother. 5 (1994) 271 – 284.

Diener, H. C., R. C. Peatfield: Migraine. In: Neurological disorders: Course and treatment, ed. by T. Brandt, L. R. Caplan, H. C. Diener, C. Kennard; Academic Press, San Diego 1996 (1 – 16).

Diener, H. C., M. Wilkinson (eds): Drug induced headache. Springer, Berlin, Heidelberg, New York (1988).

Ferrari, M. D., P. R. Saxena: On serotonin and migraine: a clinical and pharmacological review. Cephalalgia 13 (1993) 151 – 165.

Goadsby, P. J.: Cluster headache, other trigeminal autonomic syndromes and the short-lived headaches. In: Asbury A. K., G. McKhann, W. I. McDonald, P. J. Goadsby, J. Macarthur (Eds.): Diseases of the Nervous System. 4th ed. Cambridge University Press, Cambridge 2001.

Haag, G., H. Baar, K.-H. Grotemeyer, V. Pfaffenrath, M.-J. Ribbat, H. C. Diener: Prophylaxe und Therapie des medikamenteninduzierten Dauerkopfschmerzes – Therapieempfehlungen der Deutschen Migräne- und Kopfschmerzgesellschaft. Schmerz 13 (1999) 52 – 57.

Göbel, H., H. C. Diener, K. Grotemeyer, V. Pfaffenrath: Therapie des Clusterkopfschmerzes. Therapieempfehlungen der Deutschen Migräne- und Kopfschmerzgesellschaft. Schmerz 12 (1998) 39 – 52.

Langohr, H. D., M. Keidel, H. Göbel, H. Baar, T. M. Wallasch: Kopfschmerz nach Schädel-Hirn-Trauma und HWS-Distorsion. Münchener Medizinische Wochenschrift 137 (1995) 515 – 520.

Moskowitz, M. A., F. M. Cutrer: Sumatriptan: a receptor-targeted treatment for migraine. Annual Reviews of Medicine 44 (1993) 145 – 154.

Olesen, J., H. C. Diener: Tension-type and cervicogenic headache. In: Neurological disorders: Course and treatment, ed. by T. Brandt, L. R. Caplan, J. Dichgans, H. C. Diener, C. Kennard; Academic Press, San Diego 1996 (29 – 36).

Weiller, C., A. May, V. Limmroth, M. Jüptner, H. Kaube, R. van Schayck, H. H. Coenen, H. C. Diener: Brain stem activation in spontaneous human migraine attacks. Nature Medicine 1 (1995) 658–660.

Welch, K. M. A.: Drug therapy of migraine. New Engl. J. Med. 329 (1993) 1476–1482.

Wilkinson, M., V. Pfaffenrath, J. Schoenen, H. C. Diener, T. Steiner: Migraine and cluster headache – their management with sumatriptan: a critical rewiew of the current clinical experience. Cephalalgia 15 (1995) 337–357.

17.2 Bücher

Diener, H. C. (Hrsg): Drug Treatment of Migraine and Other Headaches. Karger, Basel 2000.

Brandt, T., L. R. Caplan, J. Dichgans, H. C. Diener, C. Kennard (Hrsg): Neurological Disorders: Course and Treatment. Academic Press, San Diego 1996.

Ensink, F. B. M., D. Soyka (Hrsg.): Migräne. Springer, Berlin 1994.

Göbel, H.: Die Kopfschmerzen. Springer, Berlin, Heidelberg, New York 1997.

Lance, J. W.: Mechanism and management of headache. Butterworth, Heinemann, Oxford 1993.

Olesen, J., P. Tfelt-Hansen, K. M. A. Welch: The Headaches. 2nd ed. Lippincott, Williams & Wilkins, Philadelphia 2000.

17.3 Patientenliteratur

Diener, H. C.: Hilfe bei Migräne. Trias, Stuttgart 1999.

Gendolla, A., J. Pross: Kopfschmerzen. So bekommen Sie Ihre Krankheit in den Griff. Falken-Verlag, Niedernhausen 2000.

Gerber, W.-D.: Kopfschmerz und Migräne. Mosaik Verlag, München 1998.

Göbel, H.: Kopfschmerzen und Migräne. Leiden, die man nicht hinnehmen muß. 2. Aufl. Springer, Berlin 1998.

Peikert, A.: Kopfschmerzen verstehen und erfolgreich behandeln. 2. Aufl. Trias, Stuttgart 1997.

Sachverzeichnis

L

M

N

P